Nursing
BUSiNESS
チームケア時代を拓く
看護マネジメント力UPマガジン
2023年夏季増刊

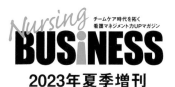

JN025145

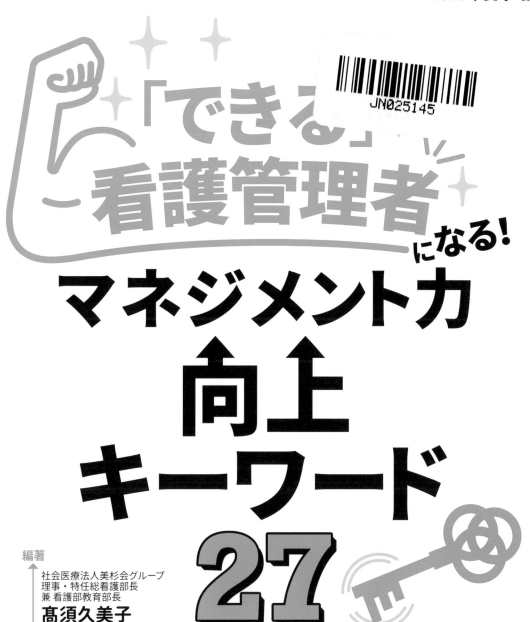

「できる」看護管理者になる！
マネジメント力向上キーワード27

編著

社会医療法人美杉会グループ
理事・特任総看護部長
兼 看護部教育部長
髙須久美子

MC メディカ出版

はじめに

　看護管理者には幅広い知識をもつとともに、知識を常にブラッシュアップ
していくことも求められます。「自分は看護管理者としての経験があり、
ファーストレベルやセカンドレベルといった管理者研修も受けてきた」とい
う方は多いと思いますが、知識はそのままにしておくと薄れていきますし、
医療を取り巻く状況の変化にともない、新しい知識も身につけていかなけれ
ばなりません。しかし、継続教育やブラッシュアップをしたくても、多忙な
業務の中、なかなか学びを深めるチャンスがないという方も多いと思いま
す。今さら聞けない知識や、気になりつつもそのままになっている内容もあ
るのではないでしょうか。

　本書は、そんな方々に向けて、看護管理者として最低限知っておきたい
キーワードを抽出し、業務の合間やちょっとしたスキマ時間にさっと開いて
学ぶことができるようにまとめました。

　Chapter 1 では、看護管理者が押さえておきたい知識と理論をピック
アップ。Chapter 2 では、看護管理者の実務に直結する知識として、病棟
運営で押さえておきたい知識と数字、人的資源管理を、Chapter 3 では、
医療と看護の最新動向、ガイドラインの紹介やその活用法などを盛り込んで
います。

　看護管理者の知識と実践能力を向上させる手段として、看護師長会など管
理者研修の資料として、また、認定看護管理者の認定審査を受験しようと
思っておられる方の副読本としても、本書をご活用いただけると幸いです。

2023 年 5 月

髙須久美子

ナーシングビジネス 2023年夏季増刊
CONTENTS

Chapter 1
看護管理者が押さえておきたい知識と理論

1）組織運営に役立つ知識と理論

2）スタッフ育成に役立つ知識と理論

編著者・執筆者一覧

編著者

髙須久美子
社会医療法人美杉会グループ
理事・特任総看護部長 兼 看護部教育部長 ……………… Chapter 1「マーケティング」
Chapter 2「1on1ミーティング」「心理的安全性」
Chapter 3「タスクシフト・シェア」「BCP」

執筆者（掲載順）

川口雅裕
組織人事研究者………………………………………………… Chapter 1「ドラッカーの"マネジメント"」「組織行動論」「組織分析のフレームワーク」「動機づけ理論」「クランボルツ『計画的偶発性理論』」「ナッジ理論」

荒木暁子
東邦大学 看護学部 教授 ……………………………………… Chapter 1「リーダーシップ論」「組織変革論」

榊原哲也
東京女子大学 現代教養学部 人文学科 哲学専攻 教授 ………… Chapter 1「ドレイファス・モデル」

塩田美佐代
医療法人社団真養会 法人本部 看護・介護統括局長 兼 経営
企画部 人材育成部長／前 湘南医療大学 保健医療学部 准教授 … Chapter 1「キャリア・ディベロップメント理論」

伊波早苗
社会医療法人誠光会 淡海医療センター 統括看護部長 ………… Chapter 2「病床稼働率」「病床回転率」

眞野惠子
藤田医科大学病院 副院長・統括看護部長 …………………… Chapter 2「入院基本料」「看護師の人員配置基準」

髙井亜希
藤田医科大学病院 看護副部長 ……………………………… Chapter 2「入院基本料」「看護師の人員配置基準」

岡田みずほ
岩手県立大学 看護学部 教授 ………………………………… Chapter 2「病院・病床機能」「病床再編」

河野秀一
株式会社サフィール 代表取締役 …………………………… Chapter 2「目標管理」

石本田鶴子
株式会社コミュニケーションオフィス taz 代表取締役 ………… Chapter 2「コーチング／ファシリテーション」

上村久子
株式会社メディフローラ 代表取締役・看護師・保健師 ……… Chapter 3「医療制度」「2024年度トリプル改定」

白石由美
市立ひらかた病院 副院長 兼 看護局長…………………… Chapter 3「看護職の処遇改善」

永井則子
有限会社ビジネスブレーン 代表取締役 …………………… Chapter 3「看護補助者との協働」

Chapter **1**

看護管理者が
押さえておきたい
知識と理論

ドラッカーの"マネジメント"

組織人事研究者
川口 雅裕

POINT

▶ 「マネジメントの発明者」と呼ばれるドラッカーは、マネジメントは権力ではなく、人を活かす責任のことだと述べている。

▶ 人を活かすためには「強み」に集中し、多様性に配慮する必要がある。

▶ マネジャーに必要なのは才能ではなく、「真摯さ」である。

マネジメントは権力ではなく「人を活かす責任」

　組織運営について学ぶのであれば、「マネジメントの発明者」とも呼ばれる経営学者、ドラッカーの言葉や理論を素通りすることはできません。多くの有名な言葉が残されていますが、まずは「マネジメントは権力ではない。人を活かす責任である」という、ドラッカーの組織運営理論の基礎となる部分から考えてみましょう。

　ドラッカーは、「権力」と「権限」を明確に使い分けます。「マネジメントは権力ではない」は、「権限」を否定しているのではありません。組織を束ね、動かす立場にある人には当然に権限があり、状況に応じてそれを適切に行使することは、マネジメントを担う人の重要な役割です。組織運営を任されている人が状況変化を見逃したり、打つべき手を打てなかったりすれば、それは権限を放棄したに等しいもので、組織の崩れにつながりかねません。

　では、権限と権力の違いはどこにあるのでしょうか。権限は、その立場に立つ者が責任を果たし、組織に貢献するために欠かせないものであるのに対し、権力は、それを越えてメンバーの言葉や行動を威圧し、支配する個人的なパワーのようなものと言えます。マネジャーとは単に役割であり、マネジメントは機能に過ぎません。マネジャーは偉く、尊敬されるべき「身分」ではありませんし、マネジメントは服従を強いる「パワー」ではありません。ドラッカーはこのように考え、権限を適切に行使し、権力（個人的パワー）を持って人を動かしてはならないと述べているのです。そのため、権限の行使にあたっては、メンバーの納得を得るための十分な説明が必要です。それを怠った場合には、権力によって人を動かすことになってしまうかもしれま

せん。

次に、「マネジメントは、人を活かす責任である」と言っています。マネジメントの一義的な役割は期待された成果を出すことであり、全体に貢献することです。したがって、仕事がうまく回り、結果が出ていれば問題なしという考え方もできます。しかし、ドラッカーはそれだけでは不十分だと考えます。なぜなら、社会や顧客は常に変化していくため、将来の環境変化にも対応できる組織や人材をつくっておく必要があるからです。現状がうまくいっていたとしても、人が育たず、不測の事態や環境の変化への対応が難しいなら、それはマネジャーとして十分な責任を果たしたことにはならないというわけです。

「人を活かす」には、2つの意味があります。1つは、人材育成です。業務に関する知識や技術の向上、他者と協働する能力のレベルアップ、関連知識の習得、人間的成長といったことです。もう1つは、多様性（特質）への配慮です。これがドラッカー特有で、鋭い視点なのですが、人には必ず強みもあれば弱みもあり、それぞれがその特性に合ったことに取り組んでいるかどうかが重要であると言っています。それぞれが持っている強みが発揮され、組織全体として多様な能力が活かされている状態をつくる責任が、マネジャーにはあるということです。

「強み」に集中せよ

私たちは往々にして、弱みや改善点のほうに注目してしまいます。自分が担当している組織の弱み、ダメな点、改善すべきことは何かという思考になりがちですし、メンバーに対しても、弱点や直してほしい点を発見し、修正を要望してしまいがちです。もちろん、このような発想も重要なのですが、ドラッカーは弱みではなく強みを発見し、それを磨き、伸ばし、強みによって成果や貢献につなげろと強調します。それはドラッカーの多くの著作の中で盛んに述べられていることです。

強みに集中することのメリットは次の2つです。1つは、自分の強みが発揮されれば、メンバーは自らの存在意義を感じることができますし、いっそう組織へ貢献しようとする気持ちが生まれることです。強みが自覚できなければ存在意義を感じにくく、貢献の実感も持てませんから、やる気も低下していきます。もう1つは、多様な（バラバラの）強みを持つ個人が集まっている組織は、顧客の多様性への対応力が高

く、環境変化に耐える力も強いことです。同じような能力・タイプの人しかいない場合、多様な顧客に対応するのは難しく、また今はよくても将来、環境が変化したときにはそのもろさが露呈してしまいます。弱みを改善していく活動は、人材を画一的にしてしまうきらいがあり、顧客や社会の変化に弱くなってしまう可能性があるということです。

》》「強み」とは何か？

　とは言え、実際に「あなたの強みは何か？」と問われて即答できる人はかなり少ないでしょう。自分の強みについて、しっかり考えたことのない人が圧倒的に多いのが現実です。それでは個人として、どのように組織に貢献するかが明確になりませんし、強みが曖昧な人たちをマネジメントするのも難しいものです。したがって、マネジャーは折に触れ、「あなたの強みは何か？」をメンバーに問い、それぞれが固有の強みをもつメンバーを育てていかねばなりません。では、強みとはどのようなものでしょうか。

　第一に、差異化されている必要があります。強みは、それが珍しければ珍しいほど価値が高くなります。多くの人と同じような分野の知識・技術で、かつ多くの人と同じようなレベルであっては強みと言えません。たとえば、ある分野における一般的な人の知識量が10ならば、もっと伸ばして20にすること。多くの人が知らない分野の知識を身につけさせるという発想も大切でしょう。マネジャーも本人も、皆で同じような知識や技術を持ち、皆で同じようなことができるようにしようと考えがちですが、それでは強みをつくることにはなりません。

　第二に、強みは原則化・抽象化されている必要があります。たとえば、「〇〇の経験が豊富」「〇〇という役割を務めていた」「〇〇の成績がよかった」などは、具体的な事実であり、強みとして表現されてはいません。強みは、そのような具体的事実につながった能力のことを言います。成果や経験そのものではなく、それらの原動力となったこと、あるいは、それらの結果として得られた能力を表現しなければなりません。組織においても個人においても、丁寧に過去の事実を振り返り、そこから見えてくる強み（よい結果となった原動力）に気づき、記述することが大切です。

　第三に、強みとは本質的に、本人が磨きがいを感じるものです。強みと自覚するからには、それを客観的に測ったときのレベルがわかっているのでしょうし、深さや難

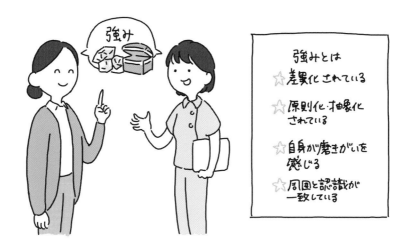

しさ、課題も見つかっているものです。「もうこれで十分だ」と満足しているようなら、おそらくそれは強みではありません。勉強すればするほど、自分が知らないことがいかに多いかがわかるのと同じで、強みといえるレベルにあるなら、その未熟さや改善点がいかに多いかが理解できるようになるはずだからです。また、強みによって成果を残し、組織に貢献できている実感があるのなら、さらにその強みを磨きたくなるのも当然です。自らのレベルを客観視し、課題も見えており、磨きがいや磨く喜びを感じているなら、それこそが強みといえるものでしょう。

　第四に、強みは周囲との認識の一致が欠かせません。自分は強みだと思っていても、周囲にそうした認識がない状態では、強みを活かせる場や役割が与えられません。また、周囲が強みだと思っているのに本人が認識していない場合や、両者ともに気づいていない場合も同様です。強みは衆目が一致する状況になってはじめて、成果や貢献につながっていきます。マネジャーを含めた組織内の深いコミュニケーションを通して十分な相互理解を進めることが、互いの強みの発見と活用に欠かせないのです。

マネジャーは「真摯」であれ

　最後に、マネジャーとして常に肝に銘じておかねばならない言葉を紹介します。

　「マネジャーが始めから身につけていなければならない資質が、一つだけある。才能ではない。真摯さである」。ドラッカーは多くの言葉や理論を残していますが、この「真摯さ」こそが、彼の思想の根底に流れているものです。

　真摯さとは、単に仕事や役割に向き合う姿勢の熱心さ、一生懸命さといったもので

はないと私は思います。ドラッカーは「integrity」という単語を使っていますが、辞書を引くと、誠実、正直、高潔、品位といった訳語が出てきます。偽善や妥協、ごまかしなどがない、やましいことや後ろめたさがない真っ当な態度。心や取り組み姿勢における美しさ、正しさといったニュアンスが感じられるでしょう。

　ドラッカーは、「仕事の能力よりも人を重視することは堕落である。誰が正しいかを気にするならば、無難な道をとるようになる」とも言っています。能力よりも、性格や愛想のよさといったもので人を評価・処遇するようなことや、自分で何が正しいかを考えるのではなく、誰が言ったか誰がやったかでよし悪しを判断するといったことは堕落であり、無難や妥協である。つまり、真摯ではないと戒めているのでしょう。

　上司が真摯かどうかは、日々ともに仕事をする部下にはすぐに見抜かれてしまいます。いくらスキルがあり、知識があっても、真摯さが感じられない人にはついて行こうとは思いません。逆に、多少は未熟な部分があったとしても、真摯な姿勢で取り組むマネジャーには、なんとか一緒に頑張ろうという気がわいてくるものです。

　組織運営に関する理論や知識を学ぶことは有意義ですが、マネジャーにとっていちばん重要な資質は「真摯さ」であるというドラッカーの言葉を忘れてはなりません。

看護管理場面での実践ポイント

　看護管理者は人的資源をいかに活用するか、その手腕が問われます。人材育成や確保・定着などを行ううえで、このドラッカーの"マネジメント"を活用できる部分も多いのではないでしょうか。「マネジメントは権力ではない。人を活かす責任である」との言葉にあるように、管理する以上、責任も問われる立場にあります。多様性（特質）への配慮や真摯な心をもって対応に当たるなどは即実行に移すべきであり、とても重要なことだといえます。（髙須久美子）

引用・参考文献

1）ピーター・F・ドラッカー．マネジメント[エッセンシャル版]：基本と原則．上田惇生訳．東京，ダイヤモンド社，2001，302p.

リーダーシップ論

東邦大学 看護学部 教授

荒木 暁子

POINT

▶ 組織やチームの目標達成には、リーダーシップをとる人の「影響力」が重要となる。

▶ チーム活動においては、一人ひとりのメンバーが影響力を行使し、ときにリーダーシップがスイッチする状況もある。看護職が自律した専門職であることから、常に、リーダーとメンバーの両方の視点を持ち、役割を遂行することが必要である。

リーダーシップとは、「集団に目標達成を促すような影響を与える能力」[1]、あるいは、「集団目標の達成に向けてなされる集団の諸活動に影響を与える過程」[2] などと定義されています。リーダーシップは、メンバーの業務行動や学習行動に影響し、コミュニケーションを通して行使されます。リーダーは、「リーダーシップという影響力（過程）によってフォロワーを動かしているということ」[3] です。

リーダーシップ論の変遷

1960 年代、リーダーの特徴は何か、リーダーは何をすべきか、というリーダーシップの特性や行動が注目されました。しかし、外向性、人当たりのよさ、誠実さ、安定した感情、経験への開放性などの特性とリーダーシップとの相関は見出されませんでした。その後、特性ではなく行動に着目した研究がされるようになり、「タスクへ向かう行動」と「関係性に関わる行動」の 2 点がリーダーの行動として見出されました。

また、メンバーやチームの状況・力量により、効果的なリーダー像が異なることも研究で示されました。部下の成熟度（レディネス）によって管理者のリーダーシップ・スタイルは変わるというのが、ハーシィーとブランチャードによる SL 理論です（次ページ図1）[4]。たとえば、新人教育では明確で細かい指示を与え確認しながら業務を行わせる、一人立ちしたスタッフには修正すべきことを気づかせる、中堅スタッフには一部業務に関する権限を委譲するなど、部下の熟練度でリーダーの行動が異な

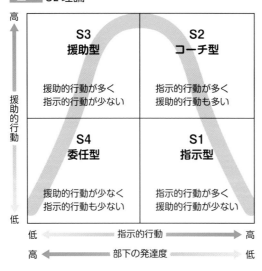

■図1 SL理論

- S1：指示型　部下の経験が乏しく意欲も弱い状態では具体的に指示し、事細かに監督する
- S2：コーチ型　部下の能力は低いが、意欲や確信を示す場合、こちらの考えを説明し、疑問に答える
- S3：援助型　高能力だが、意欲が弱く不安を示す場合は、考えを合わせて決められるよう仕向ける
- S4：委任型　部下が高能力で意欲や確信を示す場合、行動遂行の責任を委ねる

（文献4を一部改変）

ることはイメージがしやすいと思います。

1980年代頃になると、組織が大きくなり、組織の発達段階が進むことで、ルールが複雑になり、変革に時間がかかり、ニーズが多様化した社会の流れに取り残されてしまう課題が生じました。そのような中で、組織を変革的に発展させる「変革型リーダーシップ」が注目されるようになっていきました（次項「組織変革論」参照）。

チームの力を引き出すために

リーダーがリーダーシップを発揮する対象となる部下やメンバーのことを、「フォロワー」といいます。フォロワーがリーダーや組織に対して行う、リーダーへの自律的支援や組織への主体的貢献を「フォロワーシップ」といいます。

最近は、リーダーシップの視点からのみならず、フォロワーの役割や行動がリーダーシップ発揮のプロセスにおいて、より重要であるとされています（図2）[5]。ここでは、フォロワーシップを高める理論やキーワードをいくつか紹介します。

モチベーションを引き出すXY理論

マグレガーのXY理論は、マズローの欲求5段階説をもとに動機づけについて説明されており、看護管理ではよく用いられます[6]。X理論は性悪説、Y理論は性善説といわれており、モチベーションを引き出すには物質的な欲求を充足させ、より高次の精神的欲求を満たすよう管理することが必要であるという前提に立ちます（図3）。

図2 リーダーとフォロワーの関係

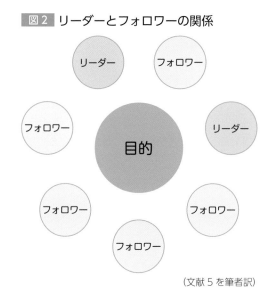

（文献5を筆者訳）

図3 マグレガーのXY理論

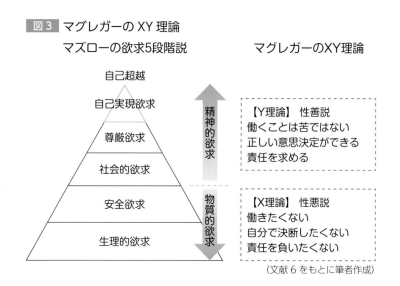

（文献6をもとに筆者作成）

　同時に、ハーズバーグの二要因理論やドラッカーの目標管理（111ページ参照）なども併せて活用されるでしょう。ハーズバーグの二要因理論では、人事労務管理に必要な要素を「動機づけ要因」と「衛生要因」の2つに分けています。前者は仕事の満足度に関わる要素で、達成すること、承認されること、仕事そのもの、責任や昇進などであり、後者は監督、給与、対人関係や作業条件などです。前者はマズローの欲求5段階説でいう社会的欲求以上を満たすものに該当すると考えられます。

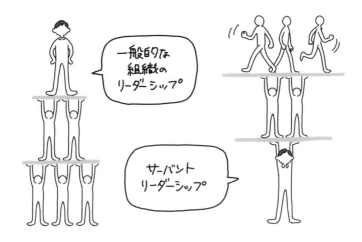

サーバント・リーダーシップ

　組織的な課題解決のためには、メンバーが自律的に動く必要があります。そのためには、メンバーの話をよく聴き、メンバーの自立的な努力をサポートするマネジメントスタイルが効果的です。

　サーバント（servant）は使用人や召使いといった意味です。グリーンリーフ[7]は、『東方巡礼』（ヘルマン・ヘッセの短編）より着想を得て、サーバント・リーダーシップを提唱したと言われています。サーバント・リーダーは、奉仕や支援、高い倫理観や精神性によって人々から信頼を得て、主体的に協力してもらえる状況をつくり出します。支配型リーダーとは対照的に、傾聴、共感、癒し、気づき、納得、概念化、先見力、執事役、人々の成長への関与、コミュニティづくりに関する特性をもちます。メンバーがリーダーとともに行こうと思わなければ、リーダーシップは成立しないのです。

　看護は患者を中心とした人的サービスです。看護の質が、サービスの質管理として最も重要であり、患者のいちばん身近なところで看護を提供するスタッフが質の高い看護を提供できるように、看護管理者は舞台監督のように全体を見渡し、看護師のパフォーマンスを引き出すことが必要です。

オーセンティック・リーダーシップ

　オーセンティック（authentic）とは、本物の、正真正銘の、信頼できる、などの意味です。自分らしさを貫くことで、メンバーに影響力を及ぼすリーダーのあり方で、リーダーには目的、価値観、真心、人間関係、自己規律などが必要だとされています。

日々の看護では、何かがおかしい、倫理的な問題をはらむのではないかと思われる出来事も生じます。患者・利用者を大切に思う価値観をもつと同時に、組織やメンバーを守る姿勢に部下が納得できれば、リーダーは信頼を得ていくことができます。

≫ 心理的安全性

チームの中で、メンバーが誰に対しても恐怖や不安を感じることなく、安心して発言・行動できる状態をつくり出すリーダーシップが注目されています。エドモンドソンは、組織においては「心理的安全性」が、人々が効果的に協力するための重要な要因であると述べています。詳細は「心理的安全性」の項を参照してください。

≫ リーダーに求められる信頼

たとえば、看護師長がスタッフに勤務変更を依頼するときを考えてみてください。そのスタッフが病棟の状況を考え、看護師長の対応を信頼し、自らの貢献を自覚しなければ、スタッフに引き受けてもらえないのではないでしょうか。

ドラッカーは、「リーダーたることの要件は信頼を得られることである。信頼が得られない限り、従うものはいない。（中略）信頼するということは、必ずしもリーダーを好きになることではない。常に同意できるということでもない。リーダーの言うことが、真意であると確信が持てるということである。それは、真摯さという誠に古臭いものに対する確信である。リーダーが公言する信念とその行動は一致しなければならない。（中略）一貫性に支えられるものである」[8]と述べています。

リーダーに求められる信頼という概念には、以下のような5側面があります[9]。

（信頼の5側面）
①**誠実さ**：誠意と実直さ
②**能力**：技術面、対人関係の知識や技能を備えている
③**一貫性**：状況対応の信頼性、予測可能性、的確性
④**忠誠心**：人の物理的、精神的保護に積極的
⑤**開放性**：アイデアや情報の自由な交流に積極的

リーダーへの信頼は、組織の業績やメンバーの職務満足度につながり、リーダーシップ発揮のためにも重要です。しかし、人との信頼は1日にして成りません。誠実

な態度でリーダーがフォロワー一人ひとりに関わり、フォロワーがリーダーを信頼できると、リーダーがその信頼を受け止め、少し難しい課題をフォロワーに課した場合でも、フォロワーはリーダーを信頼して頑張ろうと思うことができるのです。

看護管理場面での実践ポイント

　チームの力を引き出し、目標達成するためには、看護管理者の明確なビジョンとコミュニケーションが重要です。また、チームの状況や力量により、効果的なリーダーシップは異なってきます。リーダーとメンバーのコミュニケーションは1対1、または1対nで行われ、チームや組織の目的に向けた対話が必要です。それらを通して、メンバー・フォロワーとの間の信頼関係が構築されていきます。

引用・参考文献

1) スティーブン・P・ロビンス. 新版 組織行動のマネジメント：入門から実践へ. 髙木晴夫訳. 東京, ダイヤモンド社, 2009, 256.
2) Bass,B.M.et al. Developing Transformational Leadership：1992 and Beyond. Journal of European Industrial Training. 14 (5), 1990, 21-27.
3) 松田陽一. 組織変革のマネジメント. 第2版：理論と現状. 東京, 中央経済社, 2020, 57.
4) ケン・ブランチャードほか. "4つのリーダーシップスタイル". 新1分間リーダーシップ：どんな部下にも通用する4つの方法. 田辺希久子訳. 東京, ダイヤモンド社, 2015, 70.
5) Grossman,S.C. "Figure5-1 Contemporary conceptualizations of leader-follower interactions". The New Leadership Challenge：Creating the Future of Nursing. 6th ed. F.A.Davis Company, 2020, 86.
6) ポール・ハーシィほか. 入門から応用へ 行動科学の展開. 新版：人的資源の活用. 山本成二ほか訳. 東京, 生産性出版, 2000, 66-67.
7) ロバート・K・グリーンリーフ. サーバントリーダーシップ. 金井壽宏監訳. 東京, 英治出版, 2008, 576p.
8) P・F・ドラッカー. プロフェッショナルの条件：いかに成果をあげ、成長するか. 上田惇生編訳. 東京, ダイヤモンド社, 2000, 187.
9) スティーブン・P・ロビンスほか. マネジメント入門：グローバル経営のための理論と実践. 髙木晴夫訳. 東京, ダイヤモンド社, 2014, 403.
10) 荒木暁子. "協働：他者と共に活動すること". ナーシング・グラフィカ 看護の統合と実践 (1)：看護管理. 第5版. 大阪, メディカ出版, 2023, 45.

組織変革論

東邦大学 看護学部 教授

荒木 暁子

> **POINT**
>
> ▶ 看護現場では、日々安定した一定の質の提供が求められる。しかし同時に、不確実な将来を見すえ、内外の変化に適応できるよう変革していくことも重要である。
>
> ▶ 看護管理者だけではなく、患者のニーズを目の当たりにする看護師一人ひとりが、ボトムアップで提案していくことができる体制づくりも必要となる。

　組織変革（organization change）とは、組織をよくするための試みであり、1950年代末より組織開発と呼ばれている理論や手法として発展しました[1]。

　管理者やリーダーが、職場に何らかの変化をもたらす必要性のもと組織変革を行う場合、その内容は「構造」「技術」「人材」の変革の3つに大別されます。

　「構造」の変革は文字通り組織構造についての要素を変えることであり、権力関係、協力体制、職務内容・職務権限などが対象となります。分権化、権限移譲を進めるとメンバーは権限をもち、自ら職務プロセスを改善しやすくなります。「技術」の変革とは、職務の手順、手法の変更であり、変更には教育や研修が必要です。「人材」の変革とは、メンバーの態度、期待、意識、行動を変えることです。

　最近では、病床機能分化、コロナ禍、デジタル化、働き方改革などの政策の流れの中で、否応なく業務の変更を迫られる場面が増え、変化する環境の中で柔軟に組織を変化させていく必要性が高まっています。看護管理者のリーダーシップのみならず、全員参加で危機を乗り越え、ボトムアップで組織をよりよいものにしていくために何をするか、どのように動くかが重要となってきています。

組織変革の要因、連続性とタイミング

　変革が必要となる要因はさまざまです。外的要因としては、競合する他のサービス提供者の存在、保健医療制度の施策の変更や診療報酬改定など外部環境の変化、地域の人口構造や疾病構造、診療にかかわる技術の変化、新興感染症の拡大などがあります。最近では、少子超高齢社会を背景にした生産年齢人口の減少に対応するため、デ

ジタル化や働き方改革なども進められています。内的要因としては、組織の運営・経営に関することや、病院の統廃合、業務改善・労働環境改善の必要性などが挙げられます。

　ナドラーとタッシュマンは、組織変革を「連続性」と「タイミング」の２軸から考えました[2]。連続性というのは、漸進的（連続的に起こる）か不連続的か、タイミングというのは、あらかじめ想定するか（予測型）、直面した事態に対処するか（即応型）ということです。

　予測型は、潜在する要求や危機を想定し、あるいは将来を見すえて、変わっていくことを決定した場合です。たとえば、地域の医療提供の将来予測、それに伴う病床機能再編や合併など、中長期的な視点で準備し実施していくものです。漸進的なものは計画に沿って調整し、メンバーはそれに適応していくことになります。予測される問題や危機を共有し、方向性を再設定し、周知する必要があります。

　即応型は、さまざまな変化を予測できていない状況で、否応なく変わらなければならない状況です。この場合、計画を十分に練る時間がありません。たとえば、今般の新型コロナウイルス感染症による影響は甚大であり、多くの医療・介護・福祉の現場が予期せぬ事態に困惑しつつ対応してきました。こうした変化は痛みを伴うこともあるため、リーダーはメンバーとの信頼関係を大切に十分な説明を行いつつ、とくに看護の場では労務管理、ストレス管理を重視しマネジメントする必要があります。

変革を推進するのは誰か：ボトムアップの変革

　多くの変革は、トップリーダーにより意思決定され推進されます。組織変革は、それを計画し推進する者が不可欠であり、その変革者がプロセスを責任もって進めることが重要です[3]。変革型リーダーのマネジメントは次の節で述べます。

　一方で、臨床現場の最前線にいる者だからこそ、患者・利用者のニーズの変化や環境の変化の微細な予兆を知ることもできます。よって、変革はトップダウンで行われる場合に限らず、ボトムアップで行われることもあります。実際に医療の現場で、チームや部署単位で継続的に改善活動に取り組み、成果を上げているケースも多いでしょう。

　看護職の活動の場は、医療専門職がそれぞれの主体性・自律性を発揮し、現場発信

の改善行動をとりやすい場であると言えます。看護管理者やリーダーが、常に詳細なマネジメントをしなくとも、チームや組織の目的に向かって進化し自走する仕組みを設計し支援することは可能です。たとえば、固定チームナーシングなどの看護提供方式は、チームが自ら目標設定し、評価し、改善していくようにつくられています。これがうまく機能するように、組織化し、進捗管理を確認し、調整し、活動を承認することで、チームは自ら進んでいくことができます。

変革のプロセスと抵抗へのマネジメント

　組織を変革しようとするとき、個人や組織による抵抗はつきものです。抵抗は行動にある程度の安定と予測可能性をもたらすものであり、変化にはある程度の支援が必要です[4]。よって、変革を成功させるためには、プロセスを踏み、変革をやり切ることが重要となります。

　以下に、組織の変革プロセスの代表的な理論と、抵抗へのマネジメントについて解説します。

≫ レヴィンの変革プロセス：変革をやり切る

　社会心理学者のレヴィンは、変革には「解凍」「移動」「再凍結」の3つのプロセスが必要であるとしています。

　「解凍」は、新たな変化の必要性を組織に理解させ、変化へ向けた準備をさせます。十分に説明をすることで、メンバーの士気を高めます。「移動」では、変化のための具体的な方策を実施し、新たな行動基準や考え方を組織の構成員に学習させます。全体像や計画を共有し、効果を評価しつつフィードバックしていきます。「再凍結」では、新しく導入した変化を定着させます。せっかく変革が生じたとしても、もとに戻ってしまうことを防ぎ、定着・習慣化させることは、変革において最も重要なプロセスです。

　医療提供の現場は、多くの専門職や関係者が協働しており、効率的かつ安全にサービスを提供するため、ルールや仕組みが複雑に決められています。こうした場合は「解凍」が困難であり、また最終段階の「再凍結」に注意を怠ると、以前の均衡状態に逆戻りしてしまう可能性が高くなります。

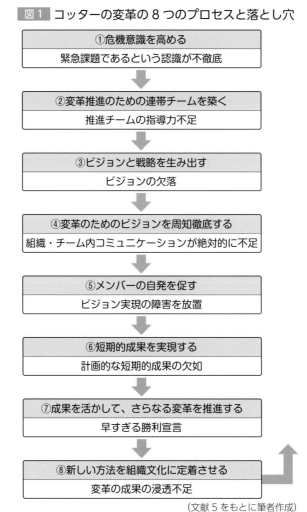

図1 コッターの変革の8つのプロセスと落とし穴

①危機意識を高める
緊急課題であるという認識が不徹底

②変革推進のための連帯チームを築く
推進チームの指導力不足

③ビジョンと戦略を生み出す
ビジョンの欠落

④変革のためのビジョンを周知徹底する
組織・チーム内コミュニケーションが絶対的に不足

⑤メンバーの自発を促す
ビジョン実現の障害を放置

⑥短期的成果を実現する
計画的な短期的成果の欠如

⑦成果を活かして、さらなる変革を推進する
早すぎる勝利宣言

⑧新しい方法を組織文化に定着させる
変革の成果の浸透不足

(文献5をもとに筆者作成)

≫ コッターの8段階：リーダーシップの重要性

　コッターは変革的リーダーシップの重要性と、変革の8つのプロセスを示しました。それぞれのプロセスは、変革にある「落とし穴」を乗り越えるためにも有効だとしています（図1）[5]。

　まずは、①変革の必要性に対する認識を高めつつ、②変革の推進者となるチームを築きます。権限のある人だけでなく、関係する部署やステークホルダー（利害関係者）も巻き込みます。次に③ビジョンと戦略を明確にして、④十分に周知徹底していくのですが、このプロセスでは⑤一人ひとりのメンバーが変革についてのビジョンと戦略を理解し、自発的に関われるように、組織構造や行動様式を修正していくことも必要となります。そして、⑥変革の短期的成果を可視化し、⑦この短期的成果を糧として

表1 マネジメントとリーダーシップ

共通する仕事	仕事の具体的手法	
	マネジメント	リーダーシップ
課題の特定	計画の立案と予算策定	針路の設定
課題達成を可能にする人的ネットワークの構築	組織化と人材配置	心の結合 エンパワメント
課題の達成	コントロールと問題解決	動機づけと啓発

（文献5をもとに筆者作成）

表2 変革への抵抗

個人が変革に抵抗する理由	組織が変革に抵抗する理由
・習慣によるもの ・安全が脅かされるという感覚によるもの ・経済的理由：変革により収入が減るのではいかという心配によるもの ・未知に対する不安：不明確なものに対して抱く嫌悪感や恐れによるもの ・選択的情報処理：認知を通して形成された世界を守ろうと、変化によってもたらされるかもしれない潜在的な利益を無視する	・構造的慣性（組織には安定を生む内在的なメカニズムがある）によるもの ・変革の限られた焦点：組織の一部だけを変化させても無に帰すことがある ・グループの慣性（グループの規範が拘束力となる）によるもの ・専門性への脅威：変化によって専門性が不要になるかもしれないことへの恐れ ・既存の権力関係に対する脅威：自組織の権力が低下するかもしれないことへの恐れ ・既存の資源配分が変化することに対する恐れ

（文献6をもとに筆者作成）

さらに変革を推進し、⑧これを組織文化として定着させます。

　病棟で看護管理者が業務改善などを行う場合、⑥が重要です。メンバーは、今までと異なる慣れない業務を行うストレスがあります。その努力の結果、得られる成果や改善の進捗をリーダーが示し、承認することで、メンバーはこの改革が成功の方向に向いていることを確認でき、モチベーションにつながります。

マネジメントとリーダーシップの違い

　コッターは、複雑な環境にうまく対処するのがマネジメントの役割で、変革を成し遂げる力量がリーダーシップだと述べています[5]。どちらも、課題の特定、課題達成を可能にする人的ネットワークの構築、課題の達成という共通の仕事がありますが、具体的な手法に違いがあります（表1）。組織においては、ビジョン達成に向けた中長期的なPDCAの繰り返しの中でフォロワーを維持・発展させていくマネジメントと、フォロワーの意識に変化を促し、心を1つにするリーダーシップの両方が、車の両輪のように必要となります。

≫ 変革への抵抗とマネジメント

　ロビンスは、変革への抵抗には個人レベルのものと組織レベルのものがあるとして

います（前ページ**表2**）[6]。その抵抗の根源は不安、習慣、もっているものを失う恐怖心です。

　チームや病棟の業務を変更するレベルにおいても、どの抵抗が、どの段階で生じる可能性があるのか、それを防ぐため、あるいは生じた際に調整・解決するための方策などを考え、鍵を握るステークホルダーや協力者の理解を得ておく必要があります。さらに、一人ひとりのメンバーも、日々の自分たちの業務や患者・利用者への影響などを考慮し、その変革・変化がうまくいくように建設的に意見を述べ、主体的に関わっていくことが必要です。

　変革に対する抵抗への対処には、以下のようなものがあります。いずれの方法も、適切に用いなければ逆効果になったり、時間がかかったりしてしまいます。また、変革推進者とメンバーとの間の信頼・信用がなければ効果がない場合もあるので注意が必要です[7]。

（抵抗への対処）

・**説明と対話**：抵抗の原因が誤解や情報不足の場合
・**参加への呼びかけ**：抵抗者が変革に役立つ知識をもっている、あるいは、そういう立場にいるとき
・**円滑化への支援**：抵抗者が恐怖心や不安を抱いている場合
・**交渉**：抵抗者が影響力の強いグループの場合
・**抵抗者の取り込み**：影響力の強いグループの同意が必要な場合
・**強制**：影響力の強いグループの同意が必要な場合

　組織にとって変革が必要なときには、しっかりやり切ることが重要です。さまざまな葛藤を肯定的にとらえ、対話や価値観の問い直しの機会として積極的に対応していくためにも、コンフリクト・マネジメント（27ページ参照）の考え方と対応方法を知っておくことも大切です。

　また、変革時には職員やメンバーにストレスがかかります。変革を成功させるためにも、他のストレスを軽減し、そこに注力できるよう、中長期的な視点をもち主導することが求められます。

看護管理場面での実践ポイント

　社会情勢の変化に伴う医療提供体制の変化や、コロナ禍のような不測の事態にも柔軟に対応できる組織づくりが求められています。そのためには、管理者のみならず、すべてのメンバーが創造性をもって思考し、より生産的で質の高い看護提供へ向けて、日々の業務にそのアイデアを落とし込んで実行していくことが重要です。管理者はビジョンを明確に描き、チームや組織全体での目標合意を推進し、変革プロセスにおいては成果評価をメンバーにフィードバックし、変革が定着するまでやり切ることが求められます。

引用・参考文献

1) 中村和彦. "Ⅱ-15 組織開発". 経営行動科学ハンドブック. 経営行動科学学会編. 東京, 中央経済社, 2011, 184.
2) デービッド・A・ナドラー. 組織変革のチャンピオン：変革を成功に導く実践ステップ. 斎藤彰悟ほか訳. 東京, ダイヤモンド社, 1998, 68.
3) スティーブン・P・ロビンスほか. マネジメント入門：グローバル経営のための理論と実践. 髙木晴夫訳. 東京, ダイヤモンド社, 2014, 257.
4) スティーブン・P・ロビンス, 新版 組織行動のマネジメント：入門から実践へ. 東京, ダイヤモンド社, 2009, 438.
5) ジョン・P・コッター. リーダーシップ論：いま何をすべきか. 黒田由貴子訳. 東京, ダイヤモンド社, 1999, 47-66.
6) 前掲書 4. 438-445.
7) 前掲書 3. 264-265.
8) 松田陽一. 組織変革のマネジメント. 理論と現状：第 2 版. 東京, 中央経済社, 2020, 320p.
9) 荒木暁子. "組織変革の方法". ナーシング・グラフィカ 看護の統合と実践（1）：看護管理. 第 5 版. 大阪, メディカ出版, 2023, 198-203.

組織行動論

組織人事研究者
川口 雅裕

POINT

▶ 組織や集団における行動要因は複雑で、さまざまな観点がある。組織運営では、「観察者バイアス」への配慮や「コンフリクト・マネジメント」が欠かせない。

▶ 時代とともに「モチベーション」や「リーダーシップ」のあり方も変わっていく。近年はWell-beingを実現し、「幸福感」を高めることも重視されている。

　組織や集団の中で、人がどのように行動するのかを扱う研究分野や理論を総称して「組織行動論」と言います。当然ながら、人の行動の理由は極めて複雑です。元来人間に備わっている特性や能力によるものもあれば、それぞれの気質やパーソナリティに起因するものもあるでしょう。属する組織の文化やコミュニケーションのスタイルにも影響を受けますが、同じ組織風土の中にいても、人によって認識や思考の仕方は異なります。どのようなルールで組織運営がなされているか、誰がどんなリーダーシップをとっているのか、組織に対する個々の帰属意識や貢献意欲はどうか……など、挙げていけばキリがありません。極めて幅の広い分野なので、ここではどのような切り口で組織と個人の関係や、組織における個人の行動を見ることができるのかについて、概要を解説していくことにします。

観察者バイアス

　私たちは、成功したら自分の能力や才能のおかげであり、失敗したら他者や環境のせいにするような思考をしがちです（表面では「みなさんのおかげです」と言うわけですが）。また他者の行為について、その人の置かれた環境のせいではなく、その人のもつ気質や能力のせいにしがちです（たとえば、指導不足やマニュアル不足が原因なのに、センスがない、せっかちだといった点に原因を求めてしまいます）。要するに、私たちは常に合理的で正確な判断をしているわけではありません。このような傾向を「観察者バイアス」といいます。

　バイアスは思考の偏りや先入観といった意味ですが、これ以外にも私たちにはたく

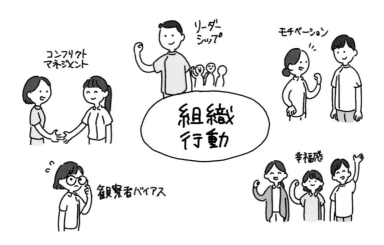

さんのバイアスがあることがわかっています。組織における人の行動を、このバイアスを抜きにして考えることはできません。制度設計をする際も、論理的に検討するだけでなく、バイアスの存在にも目配りする必要があります。

コンフリクト・マネジメント

　コンフリクトは、組織内における対立や葛藤のことです。組織で動いていれば意見や、やり方などが異なるのは当然で、それを原因に不協和音が生じます。最初は表に出ない個人的な違和感といった程度であるものが、徐々に皆が意識するようになり、言葉になり具体的な不協和音が生じます。この状態が組織の業績の低下やチームの崩壊につながらないようにするための理論として「コンフリクト・マネジメント」という考え方があります。

　対立や葛藤が起きたときには、①解決を先送りし、お互いに目をつむる（回避）、②こちらが正しいことを主張する（競争）、③相手の主張を受け入れる（受容）、④互いに譲って、間をとる（妥協）、⑤両者が満足する状態をいっしょに検討する（協調）の５つの対応が考えられます。①は何の解決にもなりません。②〜④は対立解消の結論は出ますが、両者に違和感が残ってしまう点が気になります。⑤はいわゆる「WIN-WIN」の状態で、これが組織の目指すところです。

　そのためには対立が起こった際、「私たちの目的は何か（なんのためにやっているのか）」「一致していることは何か」「異なっている点は何か」という３つの問いに答えてみます。対立が起こっているとはいえ、何から何まですべてが違っているということはないでしょう。目的は一致していることもよくあります。であれば、異なって

いる点だけに着目して検討することで合意形成がしやすくなり、お互いが主張していたのとは異なる、新しいやり方や状態が生まれる可能性もあるわけです。

モチベーション

　モチベーションに関する理論は本当にたくさんありますが、着目しなければならないのは、昔にあったような「報酬が得られる」「表彰されたい」「昇格したい」といった欲求が、とくに今の若い人たちには低下していることです。また、罰則や強制によって動機づけられるわけでもありません。「怒られないように頑張る」のではなく「怒られるからやめておく」「怒られたからやる気がなくなる」といったことになりがちですし、強制や義務にすると「やらされているから、やる気がわかない」となってしまいます。この国では、外発的動機づけといわれる手法が通じなくなってきている点に注意すべきだろうと思います。

　外発的動機づけに対応するのが、内発的動機づけです。外から与えられた刺激やインセンティブとは関係なく、自分の内側からわいてくる探求心や好奇心、意欲です。これをいかに引き出すかが現代のマネジメントに求められています。キーワードとして4つ挙げておきたいと思います。

　1つ目は「目的」。私たちはどんな状態を目指して、あるいはどのような社会的使命を担っているのか。何のために、私たちやそれぞれの仕事があるのかといったことを明確に理解すること。目的の正しさや目的への共感は、人のやる気につながるはずです。2つ目は「関係性」。ほかの人がしっかり見てくれていて、何かあったら声かけや手助けがあり、協力してくれるという確信を持てること。チームの一員であり、一人じゃないという実感です。孤独を感じる状態でモチベーションはわいてきません。3つ目は、「有能感」です。やればできる、もっとやりたいと思えること。そのためには、できたら認めてほめることや、「ありがとう」「おかげで」などの前向きなフィードバックが欠かせません。最後に「自己決定」です。自律性といってもよいと思いますが、人からやらされている感覚をなくしてあげることです。同じ行動でも自分で決めてやっているのと、人に指示されてやっているのではモチベーションは変わってきます。行動を指示するのではなく、自分で考えさせたり、質問によってその行動を促したりするようなコミュニケーションが求められるでしょう。「動機づけ理論」の項

も参考にしてください。

リーダーシップ

　リーダーシップに関する理論も時代による変遷があります。かつて、リーダーシップとは人や業務を管理統率する機能でした。80年代中盤からは、さまざまな組織が事業環境や社会の変化に対応する必要に迫られ「変革型リーダーシップ」が謳われるようになりました。どういう方法で行うか（どうやって効率的に仕事を進めるか）よりも、何をするか（ビジョンやゴール）を指し示すことがリーダーとして重要であるという考え方です。もちろん、管理統率の機能に意味がなくなったわけではなく、それに加えて、組織によい意味の変革をもたらす機能が求められるようになってきたということです。

　近年、注目を集めているのが「サーバント・リーダーシップ」と「オーセンティック・リーダーシップ」です（詳細は「リーダーシップ論」の項を参照）。サーバント・リーダーシップが注目される背景には、業務が専門化・複雑化し、顧客も多様化していく中で、リーダー一人で管理し、指示命令して業務を遂行するのが難しくなっている現実があります。サーバント型のリーダーによる支援や励ましによって、実務者一人ひとりの当事者意識やスキルを高めていかざるを得ないということです。

　オーセンティック・リーダーシップが言わんとしているのは、リーダーは自らの内面を磨き続けなければならないし、そうして磨いてきた内面に基づいて発揮されるリーダーシップこそが重要であるということです。もちろん組織運営の知識やノウハウも重要ですが、結局のところ、リーダーには人間性や価値観、倫理観、高潔さ、誠実性などが求められるという点は、誰しもうなずくところでしょう。

幸福感

　近年、「健康経営」や「Well-being」が注目されるようになりました。身体的・精神的・社会的に完全に良好な状態を健康（Well-being）と呼び、働く人たちのWell-being を実現することが組織の業績向上につながるという考え方です。前向きで効果的な行動を求めるのであれば、働く人たちの幸福感を高めるのがよいというこ

とですから、今後の組織行動論に欠かせない視点といえるでしょう。

　しかしながら、注意しておきたいのは、「協調的幸福」を提唱している京都大学 人と社会の未来研究院長の内田由紀子教授による次のような指摘です。

　（日本では）「自分だけが飛び抜けて幸福であったり、あるいは不幸であったりすることは好まれない。『人並み感覚』が大切であり、人と比べてそれなりに幸せであるか、ある程度世間並みの生活を手に入れているのか、ということが幸福を判断する基準になっている」「日本における個人主義の導入はともすれば表層的で、その背後にある欧米での強い『個』に対する意識や価値観、個として自立するためのトレーニングと切り離されてしまっているからである」「社会の構造的変化と、人々の心の変化は、そのスピードも質も異なっている。こうしたギャップの中で生み出される様々な心理的矛盾が、特に若い世代における不満につながりやすいのではないだろうか。たとえば筆者らの研究からは、日本における個人主義は友人関係を減衰させ、結果として幸福感を低下させることが示された」[1]

　「協調的幸福」とは、とくに日本において顕著に見られる、他者と協調することやよい人間関係の継続によって得られる幸福感のことで、これはアメリカ的な勝ち負けや獲得したものの多さ・大きさによる幸福感とは全く異なります。欧米の理論をそのまま輸入したものではありませんから、活用もしやすいのではないかと思います。

看護管理場面での実践ポイント

　看護管理におけるリーダーシップも、統率型からサーバント・リーダーシップのような支援型へと変化しており、管理者の意見を押し通すのではなく、「1on1ミーティング」などを通してスタッフの意見をしっかり聞くことが重視されています。メンバーを支援し、励ますことで、一人ひとりが意思をもって主体的に業務に取り組むことができ、コミットメントも高まるため離職率の低下にもつながります。（髙須久美子）

引用・参考文献

1）内田由紀子. 日本人の幸福感と幸福度指標. 心理学ワールド. 60, 2013, 5-8.

組織分析のフレームワーク
SWOT分析、バランス・スコア・カード (BSC)

組織人事研究者
川口 雅裕

POINT

▶ フレームワークの活用で、論理的な思考ができ、論点や全体像の共有ができる。

▶ 代表的なフレームである「SWOT 分析」は強み・弱み・機会・脅威から、「バランス・スコア・カード」は財務・顧客・内部プロセス・学習と成長の 4 つの視点から、組織の現状や全体像を分析し、戦略やアクションプランを立案する。

「フレーム」（フレームワーク）は思考の枠組みのことで、組織分析はもとより、問題解決や意思決定、マーケティング、キャリア、モチベーションなどさまざまな分野で多くのフレームが発表されています。フレームを活用するメリットとして、何もなしで考えるよりも論理的に（理路整然と）思考を進めたり広げたりできること、さらには、集団で考えるときに論点や全体像を共有できることが挙げられます。悩んでいるテーマや考えてみたい課題があるときに、関連するフレームを調べる（「テーマ＋フレーム」で検索する）といくつか出てくるはずですから、それを使って思考してみることをおすすめしたいと思います。

ここでは組織を分析するための代表的な 2 つのフレームをご紹介します。

SWOT 分析

SWOT を出す

SWOT は、強み（Strengths）、弱み（Weaknesses）、機会（Opportunities）、脅威（Threats）の 4 つの頭文字をとったものです。自分たちの組織における「強み」と「弱み」は何か（＝内部要因）、自分たちが置かれた環境における「機会（前向きなチャンスととらえられること）」と「脅威（リスクととらえ、準備・警戒しなければならないこと）」は何か（＝外部要因）を整理する際に使います。

強み（Strengths）

強みとは、自分たちのチームの売りであり、他との差別化になるものであり、顧客から高く評価されていることです。それはすなわち成長のエンジンですから、強みは

組織において最も大切なものだととらえなければなりません。したがって、強みの発見・把握・共有は極めて重要な事項といえるでしょう。

　強みは何かと考えるときに、避けなければならないのは過小評価です。目標や理想が高いと、「まだまだこのレベルでは強みとはいえない」と考えてしまいがちですが、それでは強みが発見しにくくなってしまいます。客観的で正当な評価というのは非常に難しいものですが、広い視野から相対化し、多少は物足りなくても強みとして挙げるくらいの姿勢が望まれます。また、内部にいると気づけなくなっている強みがあることにも注意が必要です。たとえば、病院に長い歴史があり、これまでの地域社会への貢献に対して多くの人が感謝していたとしても、地域の声を実際に聞く機会が少なければ、強みとしてなかなか自覚できません。中にいるから気づきにくい強みは何かという点にも配慮しながら、強みを発見していってください。

弱み（Weaknesses）

　弱みを見出す際には、まず、強みと裏腹になっていることに注目すればよいでしょう。たとえば、「強いリーダーシップがある」という強みがあったとして、それは「リーダーに依存しすぎて、主体性のある言動が少ない」という弱みになっているかもしれません。「若いスタッフが多く、お互い話がしやすい」という強みの裏には、「経験不足」や「目標や見本になる人が少ない」といった弱みがあるかもしれません。強みとして出たものをよく見て、その裏に弱みが潜んでいるかもしれないと発想してみましょう。

　次に、障害となっているものは何かを考えてみます。ないほうがいいもの、業務遂行の妨げとなっているものです。その逆で、本来はあったほうがいいのにないものも、弱みに該当するでしょう。前者はたとえば、意味のない、あるいは過剰な、またはダブって行われているような報告書や会議など。後者は、個々の能力のほか、理念や方針、行動規範やマニュアルといったものが該当すると思います。

　一方、弱みとして挙げないほうがよいものもあります。「特定の人」や「過去の経緯」です。よくない状態があったとして、それを特定の人のせいにしたり、今さら変えようがない過去の経緯のせいにしたりしても解決できないからです。弱みは、徐々に克服したり改善したりできるようなことを挙げるようにするのが大切です。

機会（Opportunities）

　外部環境（機会・脅威）は地域と世の中全体の両方を視野に入れるようにします。

図1 SWOT によるクロス分析

		内部要因	
		強み（Strengths）	弱み（Weaknesses）
外部環境	機会（Opportunities）	A 成長戦略	B 改善戦略
	脅威（Threats）	C 回避または対抗戦略	D 撤退戦略

　機会は、自分のチームにとってのよい機会、チャンスにできる可能性のある環境変化です。たとえば、近隣に大型のマンションが建設される予定があれば、人が増えるわけですからよい機会にできそうです。高齢化、健康意識の高まりを背景にしたニーズの変化も、病院にとってはチャンスになることが多いでしょう。

脅威（Threats）

　脅威は、自分のチームにとってマイナスの影響がありそうな事態、警戒しておくべき状況です。近隣に病院ができたとか、診療報酬制度の改定があるとか、地域の人口の減少（患者の減少）、採用難による人手不足といったことが該当します。

≫ SWOT によるクロス分析と、方針の立案

　強み、弱み、機会、脅威を出して明文化するだけでも十分に意味あることですが、これを使って戦略や方針、具体的課題を検討・立案する方法があります。

　内部要因の「強み」「弱み」、外部環境の「機会」「脅威」を図1のようにクロスさせます。そうすると4つの窓ができます。それぞれ以下のような意味となり、4つの戦略や方針を立案していくことができます。

```
（A）：［機会があり］×［強みもある］＝成長戦略
（B）：［機会はある］×［弱みである］＝改善戦略
（C）：［脅威はある］×［強みがある］＝回避戦略
（D）：［脅威があり］×［弱みである］＝撤退戦略
```

　左上（A）は、自分たちにとってよい機会が訪れており、その機会に活かせそうな強みを自分たちがもっている状態です。一般にこのような状態にあれば、機会に対して積極的に自分たちの強みを発揮していこうという「成長」の姿勢をとります。この枠には、自分たちの強みを発揮し、成長していくための方針や行動計画を記入します。

　右上（B）は、環境変化によってニーズは増えているものの、それに応えるだけのスキルや体制が自分たちは整っていない、チャンスをとらえるだけの力がない状態です。ニーズが継続していくのであれば、それに応えられるよう力をつけていかなけれ

ばなりません。この枠では、弱みとなっている部分を、時間をかけて「改善」「克服」していくための方針、行動計画を記述していくことになります。

　左下（C）は、自分たちにマイナスの影響を及ぼしそうな事態が迫っているが、自分たちにはそれに対抗できるだけの強みがある状態です。たとえば、近くに競合となりそうな病院ができるが、自分たちにはこれまで築いてきた顧客との信頼関係や地域ブランドがあるといったような場合で、その強みをより前面に出していくことで、競合との差別化を図って「対抗」したり、マイナスの影響を「回避」したりします。このように、この枠には、マイナスの影響をまともに受けないために強みをどう活かすか、という方針や行動計画を記述します。

　右下（D）は、マイナスの影響を及ぼしそうな事態が迫っており、それに対抗できるだけの強みが自分たちには備わっていない状態です。正面から向き合っても勝算がないのであれば、その分野の縮小や撤退を検討しつつ、ほかの分野でうまくいきそうなことを考えざるを得ません。有名なのは、富士フイルムのケースです。スマートフォンやデジタルカメラの普及を受けて、既存のフィルムの市場が縮小していく中、従来の写真にこだわり続けたコダックは倒産しましたが、富士フイルムはヘルスケアなどの市場に進出し、上手に環境変化に対応しました。縮小市場からは撤退し、フィルムで培った自分たちの強み（技術）を、拡大市場において活かそうとした戦略（左上の「成長戦略」）が見事にうまくいったケースです。

バランス・スコア・カード（BSC）

　バランス・スコア・カード（以下、BSC）は、ハーバード・ビジネス・スクールのロバート・S・キャプラン教授らによって提唱された、企業分析と戦略立案を行うためのフレームです。BSCの分析は、以下の4つの視点から行います。

①**財務の視点**：売上や利益などの業績、採算の改善
②**顧客の視点**：顧客の満足、顧客対応のレベル
③**内部プロセスの視点**：業務管理、業務遂行の的確性
④**学習と成長の視点**：個々の能力または学習姿勢、情報やスキルを活かすシステム

　通常、①だけで組織の業績を見てしまいますが、①は結果に過ぎません。②〜④を

含めてバランスよく組織の内情や全体像を把握することで、一時の結果だけでなく、組織の豊かな未来をつくっていこうとするのが BSC の特徴です。

　まずは 4 つの視点それぞれについて、具体的に何を分析・評価するか、どのような数値でよし悪しを判断するのか（クリアすべきハードルの高さ）を指標として明確に設定します。たとえば、①財務の視点では「経費率○％以内」、②顧客の視点では「待ち時間○分以内」、③内部プロセスの視点は「記入モレ、連絡モレ、○件以下」、④学習と成長の視点では「○○資格試験の合格率 90％」といった具合です。それぞれ何項目設定しても構いませんが、多すぎると複雑で皆が意識できなくなる可能性もあります。数が少ないほうが理解も意識もされやすくなりますし、指標同士が関連していることもあるでしょうから、その場合は重要な指標に絞るのがよいでしょう。

　次に、つくった指標が全体として論理的な整合性がとれているかを確認します。①〜④のそれぞれで 5 項目あれば、全部で 20 項目を表にし、病院全体のビジョンの実現に貢献するか、理念や目標として掲げていることと合致するか、指標同士が矛盾しないかといった点をチェックしてみてください。全体の整合性が確認できたら、指標に重みづけを行って点数化します。すべての指標について、達成できたら○○点という設定を行います。最後に、その指標を達成するために何をすべきかについて、個々がアクションプランをつくるようにします。

　以上が BSC の使い方ですが、数値での指標化や点数化などの設定は簡単ではないこと、何年も継続してはじめて成果が見えてくるものであることなどを踏まえると、トップが意思をもって組織全体で取り組むことが重要であると思います。

看護管理場面での実践ポイント

　フレームワークはさまざまな場面で活用できます。フレームがあることで無理なくモレなくダブりなく、考えをすっきりさせ、見える化もできます。筆者が所属するグループの役職者の年間計画立案には BSC を活用しています。また、独自の TQM 活動でも、分析には「フィッシュボーン」を、目標設定後は歯止めと標準化として「5W1H」を活用することを推奨しています。きちんとフレームを活用し分析することで、見えなかった細かな点も浮き彫りになり、活動の幅も広がり重みが出ます。（髙須久美子）

マーケティング

社会医療法人美杉会グループ 理事・特任総看護部長 兼 看護部教育部長
髙須 久美子

POINT

▶ マーケティングとは、モノを売るために努力するセールスと異なり、「商品やサービスが売れる仕組みをつくること」。

▶ 医療現場でもうまく戦略に取り入れることで顧客を増やし、受診率を上げることなどが可能となる。

　マーケティングを簡単に表現すると、「商品やサービスが売れる仕組みをつくること」になりますが、医療に置き換えると、「患者が求める医療や看護・介護サービスを提供し、患者がその価値を適切に得られるようにする」ことになります。

　ドラッカーは、企業の目的は顧客の創造であり、そのために企業にはマーケティングとイノベーションの2つの基本的な機能があると述べています[1]。さらに「マーケティングの理想は、販売を不要にすること」とも述べました。要するに「買ってください」と言わなくても顧客が買いたくなるようにすることです。

　医療の世界でも、これと同じことがいえるのではないでしょうか。患者が病に侵され、数ある中から病院を選ぶとき、「当院に来てください」と言わなくても来てもらえるようにしなくてはなりません。そのために何ができるか、何をすべきか考えることがマーケティング戦略であり、新たな価値を創造していく過程でイノベーションを起こしていくことが必要不可欠であるといえるでしょう（表1）。

表1 セールスとマーケティングの違い

セールス	マーケティング
「売るために努力する」	**「売れる仕組みをつくる」**
・健診センターで健診を100件受けよう	・まず、患者の気持ちやニーズを理解しよう
・そのために会社訪問を10件行おう	・「医療・看護・介護」を患者に合わせて提供しよう

マーケティングと医療現場

　マーケティングは、ビジネスの世界ではよく耳にする言葉ですが、医療の世界ではなじみがないかもしれません。言葉のイメージも「リサーチ」や「広告・宣伝」、「データ分析」など、人によってとらえ方がさまざまです。使い慣れない言葉なので、「医療にマーケティング」と言われてもピンとこないのも無理はありません。

　さほど広告をしなくても、病気になれば患者はおのずと来院します。よほど有名な医師がいる病院でなければ、どの医療機関でも治療や値段は同じだと考えている患者も多いでしょう。開業する場合であれば、地域周辺のリサーチや広告・宣伝などを行うかもしれませんが、既存の施設であれば、「マーケティングが医療の世界に関係あるのか？」「どう活用できるのか？」と疑問に思われる方もいるかもしれません。

　筆者はMBA取得時の学びの中で、「マーケティング・コミュニケーションから顧客価値を生みだす」ことを学びました。新たな顧客価値が生まれると、流行語としてクローズアップされることもあれば、社会情勢を変化させることもできます。顧客ニーズの新たな発見のためには、適切なターゲットに向けて発信していくこと。すなわちペルソナ（商品やサービスを利用するターゲットとなる顧客モデル）を明確化し、そのジョブ（顧客が商品購入やサービス利用時に必ず達成したい目的）[2]を意識して、どうコミュニケーションを戦略にしていくかが重要です。

「顧客は誰か？」を問うことが第一歩

　ドラッカーは、「現実の顧客は誰か」「潜在的な顧客は誰か」「顧客はどこにいるか」「顧客はいかに買うか」「顧客にいかに到達するか」を問うことが、自分たちの事業が何かを知るための第一歩であると述べています[3]。

　医療現場における顧客は、目先の患者だけではありません。今いる患者はもちろん、患者の家族や地域住民、職員やその家族、出入り業者も含めた、すべての人が顧客となり得ることを常に念頭に置いての戦略展開が必要です。

　セールスの発想では、「病院に多くの患者に来てもらおう」「業務展開にて市場を拡大して目標を達成しよう」と、病院側の目線で“売ること”に目が行きがちです。しかし、本来は常に「顧客起点」で物事を考え、宣伝をしなくても自然に病院に来てく

れるような「売れる仕組み」をつくることが重要です。

「マーケティング活動」で売れる仕組みをつくる

マーケティング活動は、市場調査から戦略設計、広告・宣伝活動、費用対効果の確認、PDCA サイクルまでが求められます。それらについて紹介します。

》》 1）市場調査（マーケティング・リサーチ）

まずは「顧客（患者）が求めているもの」を知ることが大切です。そのために行われるのが、「市場調査」です。筆者が所属するグループでもモニター会を実施し、顧客の生の声を聴くシステムがあります。患者向けのご意見箱やアンケート調査などもその１つです。厚生労働省など国が出している統計データを調べることも重要です。また、日本看護協会が実施している「労働と看護の質向上のためのデータベース（DiNQL）事業」も、データ分析のベンチマークとして活用することができます。

》》 2）マーケティング戦略設計

市場調査で得たデータや情報から、どんなサービスを、どの顧客層に対して、どのように提供するのかといった戦略を立てるのが、マーケティング戦略設計です。

ここで使われるのがフレームワークです。分析は丸腰で行うのではなく、制度の高いデータを集め、フレームワークを活用して「無理なく・モレなく・ダブりなく」分析することをおすすめします。フレームを活用することで頭の中も整理でき、可視化ができます。よく使われるのが、3C 分析（Customer・Competitor・Company）、STP 分析（Segmentation・Targeting・Positioning）、4P 分析（Product・Price・Place・Promotion）などのフレームワークです。

》》 3）広告・宣伝活動

病院には広告規制があり、誇大広告となるような宣伝は法に触れてしまいます。しかし、近隣の他病院にはない付加価値のサービスとして、たとえば短時間デイケアとしてのリハビリ実施や、勤務終わりに治療ができる夜診の放射線治療などを展開するようになれば、地域に周知する必要があります。そこで、広告・宣伝活動を行います。

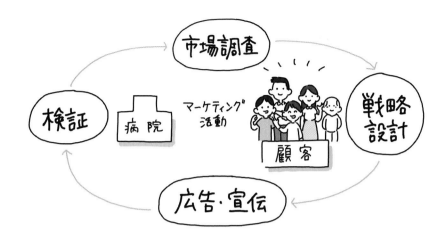

　厚生労働省のガイドラインでは、医療広告として広告可能な事項は、「患者等の治療選択等に資する情報であることを前提」とし、「医療の内容等については、客観的な評価が可能であり、かつ事後の検証が可能な事項に限られる」[4] とあります。これを理解したうえでの仕組みづくりが重要です。

　広告・宣伝の手法は、テレビや新聞などのマスメディアのほか、インターネットの検索エンジンや LINE、Facebook などソーシャルメディアからアクセスを集める手法も一般的になりました。最近では、病院の様子や活動内容、地域住民に向けた研修などを YouTube 配信する手法もあり、当グループも積極的に活用しています。

≫ 4）費用対効果を確認し PDCA サイクルを回す

　マーケティング活動は展開して終わりではなく、「実績につながったかどうか」を検証する必要があります。活動にかかった費用と、それにより得られた売上を算出し、費用対効果を測るのが一般的です。売上との直接的な関係の測定が難しい場合は、「認知度の向上」や「見込み客の獲得」などで効果を測ります。そして再度、リサーチ、戦略策定、広告の必要性、手技や方法などを検証していきます。

医療におけるマーケティング・コミュニケーションの実際

　マーケティング・コミュニケーションの実際として、検診広告事例をご紹介します。株式会社キャンサースキャンによる、ある市町村のがん検診受診率向上のための取り組みで、「受ける必要性を感じていない人に、検診の重要性を訴求し、行動を促す」ためのアプローチが行われました[5]。まず、文字が多くて読みづらい検診案内

を、調査をもとに修正し、文字を減らして色使いを変え、わかりやすく変更しました。変更前は、約1,500人に配布して受診者は1人のみでしたが、変更後は131人が反応しました。さらに深掘りして未受診者のニーズを調査し、「がんにかかると思っていない」検診無関心者、「がんが見つかるのが怖い」検診関心者、「受けるつもりがある」検診意図者に分け、それぞれに向けた案内を作成したところ、介入グループは実に3倍近く受診率が向上しました。

　この事例のように、マーケティング・コミュニケーションを活用して、自施設の案内文などを見直してみるのも効果的です。患者のニーズを明確化したうえで、新たな顧客獲得の戦略を展開されてみてはいかがでしょうか。

看護管理場面での実践ポイント

　コロナ禍においては非接触的、ソーシャルディスタンスを考えたマーケティング・コミュニケーションが主流となっています。メディアをうまく活用し、患者を消費者としてではなく、生活者としてとらえ、情報過多な今の時代に即した伝え方をしっかり見極め、活用してみることをおすすめします。

引用・参考文献
1）P・F・ドラッカー．現代の経営［上］（ドラッカー名著集2）．上田惇生訳．東京，ダイヤモンド社，2006，46-47．
2）クレイトン・M・クリステンセンほか．ジョブ理論：イノベーションを予測可能にする消費のメカニズム．依田光江訳．東京，ハーパーコリンズ・ジャパン，2017，392p．
3）前掲書1．67．
4）厚生労働省．医業若しくは歯科医業又は病院若しくは診療所に関する広告等に関する指針（医療広告ガイドライン）．2．
https://www.mhlw.go.jp/content/10800000/000927804.pdf（2023年4月閲覧）
5）厚生労働省．がん検診受診率を上げる！ 行動変容マーケティングの科学的アプローチによる先進事例（株式会社キャンサースキャン 代表取締役 福吉潤）．
https://www.mhlw.go.jp/file/06-Seisakujouhou-12600000-Seisakutoukatsukan/0000114068.pdf（2023年4月閲覧）
6）C.フィルほか．マーケティング・コミュニケーション：プリンシプル・ベースの考え方．森一彦ほか訳．東京，白桃書房，2018，256p．
7）片山義丈．実務家ブランド論．東京，宣伝会議，2021，253p．
8）小倉行雄ほか．ケースで学ぶ現代経営学．東京，放送大学教育振興会，2012，296p．
9）和田充夫ほか．マーケティング戦略．第4版．東京，有斐閣，2012，390p．

動機づけ理論

組織人事研究者
川口 雅裕

POINT

▶ 動機づけ理論の代表的なものとして「自己決定理論」「幸せの４因子」「アプリシエイティブ・インクワイアリー（AI）」がある。

▶ AI 理論は、組織や人の強みや長所に焦点を当て、そこから理想像を描き、実践していこうとするポジティブなプロセスが注目されている。

　「動機づけ理論」は、人がやる気になるための要因や条件に関する理論を総称したものです。数多くありますが、ここでは代表的なものを３つ解説します。ただし、前提として申しあげておくと、何に動機づけられるかは民族性や各々のパーソナリティ、人生の背景のほか、さまざまな要素によって大きく異なるものであり、それぞれの理論がどのような場合でも通用する「正解」というわけではありません。

　また、モチベーションが高ければいいかというと、周囲の人たちと嚙み合わなければ、いくらやる気があっても空回りしがちですし、チームの目標と合致しないモチベーションはかえって協働を阻害しかねません。たとえば、「〇〇を達成すれば大きな金銭的報酬を与える」というようなインセンティブは人を強く動機づけるように感じますが、日本では「カネのために頑張る」のは格好よくない（みっともない）というような価値観もあり、皆がやる気になるわけではありません。それよりも、「皆がやっているのにやらない、皆ができるのにできないのは恥ずかしい」といった横並びの意識が人を動機づけるような面があります。このような側面もあることを前提として、動機づけに関する理論を見ていきたいと思います。

自己決定理論

　人は、次の３つの条件がそろったときにやる気になるとする、心理学者のデシとライアンが提唱した理論です。１つ目は、自律性。自分で決めて、自分の意思でやっていると思える状態です。２つ目は、有能感。自分はやればできるという感覚、自分がやることによって周囲によい影響が与えられ、全体に貢献できると思えることです。

表1 自己決定理論まとめ

やる気が出る	やる気がなくなる
自律的（自分で決めてやっている）	他律的（やらされている）
有能感（やればできる、期待されている、よい影響を与えられる）	無力感（どうせ無理、やっても全体には大した意味がない）
一人じゃない（見てくれている、支援してくれる、FB がある）	孤独感（見てくれない、放っておかれている、FB がない）

3つ目は、関係性。決して一人じゃなく、周りに関心をもって見られており、協力してもらえる、助けてくれるという確信をもてる状態にあることです。

　逆を考えてみれば容易にわかりますが、上司や周囲に言われて、自分の意思とは関係なくやらされているようなとき（他律的状態）に、やる気を感じることはありません。また、自分がやってもやらなくても周囲や全体に大した影響はない、あるいは、難しすぎてどうせ自分にはできないだろうと思うときに、やる気がわいてくるはずがありません。そして、誰の協力も得られない、自分が頑張っていることを誰も見ていないし励ましてもくれない、結果に対して何のフィードバックも期待できないといった環境もまた、やる気が出ることはありません。

　要するに、自己決定理論が主張するのは「自分で決めさせろ」「君ならできるという期待を伝えろ」「常に目を向け、適時にフィードバックせよ」という3点です。逆に言えば、「やらされ感」「無力感」「孤独感」を決してメンバーに感じさせてはいけないということです。まとめると表1のようになります。

幸せの4因子

　「幸せのメカニズム」について研究している慶應義塾大学大学院システムデザイン・マネジメント研究科の前野隆司教授が唱えた「幸せの4因子」は、直接的に「動機づけ」には言及していませんが、メンバーのモチベーションを考える際には非常に有用です。各々の幸福感は他者に、あるいは相互によい影響を与え、その結果として生産性を高めるばかりでなく、幸福感の高い組織はメンバー相互に、あるいは全体に貢献しようという「動機」をもつようになるはずだからです。

　前野氏が唱える幸せの4因子は、次の通りです。

　最初は、「やってみよう」という前向きな気持ち。期待してくれる人、相談できる人からさまざまな情報やアドバイスがもらえる環境にいるので、それを力にして自分の夢の実現に向けて課題や壁に挑戦してみようという意欲がもてることです。

　次に、周囲に対する「ありがとう」という感情。折に触れて手助けをくれたり、

表2 幸せの4因子まとめ

幸福感が高い	幸福感が低い
やってみよう （自分の夢と皆からの期待）	やらざるを得ない （仕事上の使命感や役割）
ありがとう （親密な関係の人の助けがある）	すみません （迷惑や面倒をかけてしまう）
なんとかなる （結果に寛容な仲間）	失敗したらどうしよう （責任を問われる）
自分らしい （自分のペースや意思で）	演じる （人や場に合わせる）

ちょっとした気配りや思いやりを示してくれたりする人がいて、それに対して素直に感謝の気持ちを表せるような親しい関係をもつ人が近くにいることです。

3つ目は、「なんとかなる」という楽観的な姿勢。失敗したとしても、それをポジティブに受け入れてくれる寛容さが周りにあること。また、自分の未来や能力を信じ、これから起こる出来事を楽しく想像できるようなマインドをもてる状態です。

最後に、「自分らしい」。他者に言われるのではなく、他者と自分を比べるのでもなく、自分の意思とペースで自分の基準に照らして判断し、行動していることです。

前述の「自己決定理論」と視点は違いますが、結論はよく似ているとお気づきでしょう。まとめると**表2**のようになります。マネジャーとしては、メンバーが左のような感情になれるようなコミュニケーションや場づくりを心がけることが大切です。

アプリシエイティブ・インクワイアリー（AI）

Appreciateは、事象や物事を高く評価するという意味で、Inquiryは質問、問いのことです。Appreciative Inquiryとは、組織や人の強み・長所を問いによって探し、発見し、活用していこうとする姿勢やプロセスのことをいいます。80年代にアメリカのクーパーライダーらが研究を始めました。日本にも「美点凝視」という言葉があり、人や物事のよい点を見つめようという意味なので、Appreciative Inquiry（以下、AI）と似ています。

なぜ、AI理論が注目されるかというと、私たちは往々にして、他者の長所よりは短所に、物事の成功よりは失敗に目が向き、他者には改善を求め、自分たちは反省ばかりしてしまいがちだからです。もちろんそれがダメだというわけではありませんが、そればかりだと、何よりもやる気が出ません。人には必ず長所があり、失敗したことの中にもうまくいった部分はあるはずです。そこに焦点を当てた思考や対話をするほうが、皆が明るく前向きになり、動機づけられるのは間違いありません。

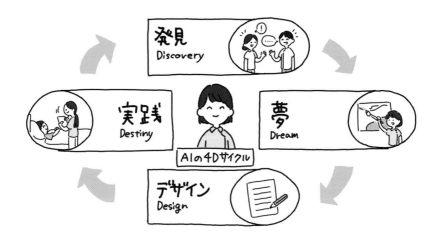

≫≫ AI の 4D サイクル

　AI 理論の実践は、４Dサイクルと呼ばれる４つの段階を踏みます。

発見（Discovery）

　まずは、強みや長所を発見します。強みや長所とは、自分たちの可能性であると認識しましょう。具体的には、「私の（○○さんの）、強み、長所、よい点は何か？」「私たちがやっていることの中で、うまくいっていることは何か？」「顧客や外部からほめられたこと、感謝されたことはどんなことか？」「チームの強み、長所、よい点は何か？」といった問いに答えていきます。一人で考えるよりも、複数で会話をするほうが多くのアイデアが出ます。大事なことは、否定的な意見を出さないこと。あくまで素直に、またポジティブな気持ちで「問い」に答えていくようにしましょう。出たアイデアはしっかりと記述して残しておくようにします。

夢（Dream）

　次に、「発見」で見出した個々や組織の強み・長所を活かせばどんなことが実現できそうか、実現したい理想的な姿はどのようなものかという「夢」を描き出します。この段階では、人手が足りない、予算がない、○○さんが反対しそうといった現実的なことは考えないようにします。たとえば、「すべての患者さんが病院に入った瞬間に○○という印象を持ち、帰るときに○○という気持ちになっており、地域で最高の病院だと皆が言っている」「すべての看護師がこの病院で働きたいと言っている」といった理想像を描きます。できれば、それを絵や患者さんのセリフのようなもので構成し、リアリティの感じられるものにまとめると楽しいでしょう。

デザイン（Design）

　次は、「夢」で描き出した状態が実現しているのは、「誰が、どんな役割をもって何

をしているからか」「どこにどんな工夫が凝らされているからか」を明確にする段階
です。理想が実現した状態を構成する要素、理想的な状態を支える人や組織や業務
を、具体的に記述するということです。これにより、理想的な状態を掲げただけでは
なく、何をすればいいのかが見えてきます。デザインは、構成や組み立てを描くとい
う意味でとらえてください。

実践（Destiny）

　最後は実践です。「デザイン」で描き出した要素を実現するために、できることか
ら始めて、少しずつ理想に近づいていけるようなステップを考え、実行していきま
す。そして、期間を決めて実行の結果を振り返ります。その結果を見て改めて「発
見」の段階へ戻って考える。これを繰り返していくのが、AIの4Dサイクルです。

　繰り返しになりますが、動機づけの一環としてAIに取り組む以上、4Dサイクルに
おいては参加者全員がポジティブな姿勢と発言を徹底しなければなりません。問いの
立て方や質問の仕方、発言の内容や言葉の選び方を肯定的にしつづけることが極めて
重要です。私たちはどうしても短所や失敗の原因に関心が向きがちです。それも大事
な姿勢なのですが、AIをやる際にはそのような癖が出ないよう注意が必要です。

看護管理場面での実践ポイント

　AIは、当グループの師長会等でも活用している手法です。エピソードを探り
（Discovery）、将来像を描き（Dream）、最も望ましい組織像を描き、「こう
だったらいいなぁ」を形にして「宣言書」を作成します（Design）。そして、明
日から取り組むことを共有します（Destiny）。よいところを見つけていく解決
志向マネジメントは、ポジティブな結果をもたらします。（髙須久美子）

引用・参考文献

1）エドワード・L・デシほか. 人を伸ばす力：内発と自律のすすめ. 桜井茂男訳. 東京, 新曜社, 1999, 309p.
2）前野隆司. 幸せのメカニズム 実践・幸福学入門. 東京, 講談社, 2013, 260p.
3）デビッド・L・クーパーライダーほか. AI「最高の瞬間」を引きだす組織開発：未来志向の"問いかけ"が会社を救う. 東京, PHPエディターズグループ, 2006, 155p.

クランボルツ「計画的偶発性理論」

組織人事研究者
川口 雅裕

POINT

▶ キャリアの形成は、自身が予想していなかったような偶然の出来事や出会いに大きな影響を受ける。

▶ 偶然の出来事を、自身のキャリアに有用なものとして活かすためには、好奇心・持続性・楽観性・柔軟性・冒険心の 5 つの行動特性が鍵となる。

　キャリアは自分で切り開くもの。将来の目標を決め、そこに至るまでの道筋について時期や内容を具体的に計画し、仕事も勉強もその計画に沿って、努力を積み重ねていかねばならない。こういった一見、もっともらしい考え方に疑問を呈し、まったく異なる視点からキャリアを論じたのが、スタンフォード大学の名誉教授で心理学者のジョン・D・クランボルツの「計画的偶発性理論」です。

計画だけで満足するキャリアはでき上がるのか？

　クランボルツはこう考えたのでしょう。「キャリアは、機械を工程表通りに、料理をレシピの通りにつくれば満足いくものができるような、そんな単純なものだろうか？」「そもそも、自分が思ったような仕事に計画した通りに携わり、計画通りに勉強を積み重ねていくようなことが可能なのか？」「仮に、計画通りに進んだとして、その結果が果たして本人の満足のいくキャリアとなって結実するのだろうか？」。

　言われてみればその通りで、仕事に限らず、普段の生活も人生も、事前に思い描いていたように進んでいくことなどありません。だいたいが想定外です。もっとも、それが悪いほうにばかり行くわけではないのが面白いところで、思ってもみなかった幸運があり、それが後々の仕事や人生に大きな好影響を及ぼすこともあります。いやむしろ、想定外の出来事や出会いこそが、結果としてその人のキャリアや人生を形づくっているといってもいいでしょう。自分自身を振り返ってみても、あるいは著名な人の自伝や人物伝などを思い出してみても、このことは明らかです。

　クランボルツは、ビジネスパーソンとして成功した人たちのキャリアの中身を詳し

く調査しました。その結果、その人たちのキャリア形成に大きな影響を与えた事象の約8割が、本人の予想していなかった偶然の出来事によるものだったことがわかりました。立派なキャリアは、本人が計画して築いたものではなく、予期せぬ出会いや出来事によってでき上がったものだったというわけです。

計画が無意味というわけではない

とはいえ、「偶然の出来事に左右されるなら計画なんて意味がないし、立てる必要もない」というのは極端な理解です。クランボルツは、計画を立てること自体は否定していません。計画に固執したり、計画通りに進んでいないことにジレンマやストレスを感じたりするのであれば、それは偶然の幸運な出来事をつかみ損ねたり見逃したりする原因になりかねないので気をつけるべきだと言っているのです。

そういう意味で、キャリアの明確なゴールや厳密な計画を立てるよりも、おおまかなイメージ、ざっくりとした方向性くらいにとどめておくほうがよいというのが、この理論の主張するところです。ゴールや計画を明確で具体的にすればするほど、自分の現実との乖離に焦るのは当然ですし、その焦りによって足元や目の前に存在している偶然の幸運な出来事を無視したり、軽視したりしてしまう可能性が高まるからです。ある程度アバウトな目標や計画であれば、多少遅れていたり、現実とは違っていたりしてもストレスを感じることなく、だからこそ偶然に現れたチャンスに向き合える。それくらいの姿勢のほうが優れたキャリアにつながりやすいということを、クランボルツは調査から見出したわけです。

計画的偶発性理論における "計画的" とは？

計画的偶発性理論の「偶発性」の意味はおわかりいただけたと思います。では、「計画的」とはどういうことでしょうか。計画と偶然は真逆のような意味ですし、厳密な計画を立てることには否定的な理論ですから、不思議な感じもします。

ここで言う「計画的」とは、私たちの出来事に対する姿勢や構え、考え方を意味しています。そうした姿勢や志向を「計画的に」もっておけば、偶然の出来事をキャリアに有用なものにできるということです。何かいいことが起きるのをただ待つのでは

なく、よい姿勢や思考様式を身につけて、偶然の出来事に向き合おうということです。

≫ よい偶然が起こる5つの行動特性

　クランボルツは、偶然に恵まれる（計画的に幸運な出来事に出会う）ための姿勢や行動特性として、以下の5つの要素を挙げています。

①好奇心（Curiosity）：新しいことに興味を持ち続ける

　自分の担当業務や専門分野しか視野になく、すぐに「自分には関係がない」「興味がない」「苦手だ」と考えてしまうような姿勢は戒めようということ。好奇心の無さは関わりの欠如となり、偶発的な出来事や人との出会いを減らしてしまうからです。

　学習面で言えば、専門性を高めることは重要ですが、専門分野しか知らない状態は将来、立場や役割が変わったときにはハンディキャップとなりかねません。また、看護とは異なる分野の学びは教養となり、組織運営や人材育成にも役立つはずです。職場でも、周囲や関係者が取り組んでいることに関心をもち、話を聞いてみよう、何か自分にできることはないか、と考える姿勢があるかないかが、起こっていることをチャンスにできるかどうかの違いとなります。

②持続性（Persistence）：粘り強く、容易にあきらめない

　やってみたらすぐに何でもうまくいったり、面白いと感じるようになるはずはありません。何事もある程度やり続けてはじめて、うまくいった、面白みがわかった、となるものです。1日講座に通っただけの浅い理解で、その分野の面白みがわかったとは言えません。人間関係においても、一度会合で出会っただけで意気投合し、互いによき影響を与え合うような関係になることはまれで、何度か会って話をするうちに相互理解が進み、信頼関係もできて、深い情報交換ができるような交流が始まります。継続はなかなか難しいものですが、ある程度の継続こそが、出来事や出会いを有意義なものにしていくのも事実です。

③楽観性（Optimism）：ポジティブに考える

　同じ出来事があっても、それをどのようにとらえるかは人によって違います。皆が卒なくこなす仕事に手間取ったとき、「私には能力がないんだ」と考える人もいれば、「課題が見つかった」と思う人もいるでしょう。前者は落ち込んで、次の機会には腰が引けたような取り組みになりがちですが、後者のような思考をすれば、以前より積極的で具体的な姿勢になるでしょう。上司に叱責されたとき、（その内容や言い

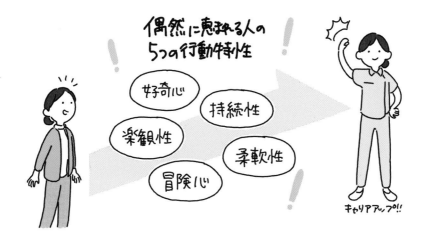

方にもよるでしょうが）「私は嫌われている」「私はダメなんだ」と感じる人もいれば、「怒られることもあるよね」「まだ期待されている証拠だわ」「よし、今度はうまくやって驚かせてやろう」と考える人もいます。出来事をどうとらえるかで、その次の行動は変わり、その経験が有意義なものになるかどうかが変わるわけです。

　とはいえ、いつでも誰でもポジティブに考えられるわけではありませんし、むしろネガティブに考えてしまう人のほうが多いと思います。であれば、上司や先輩として若い人たちが物事をポジティブにとらえられるような声かけ、アドバイス、視点の提供を心がけなければなりません。

④柔軟性（Flexibility）：計画にこだわり過ぎず、想定外を上手に取り入れる

　「計画的偶発性理論」は、偶然や想定外をキャリアに活かすという考え方ですから、事前に練られた計画を厳格に遵守しようという姿勢とは根本的に矛盾しています。確かに、計画通りに進むことはよいことなのですが、そんなときこそ、何かを見逃していないか、計画自体がおかしくないかと考える必要があるかもしれません。逆に、計画通りにいっていなくても、その過程で価値ある出来事があったなら、それはそれで収穫があったと評価すればよいということです。

⑤冒険心（Risk Taking）：結果を恐れずやってみる、挑戦する

　先に出た楽観性は「やればできる」といった気持ちです。それに対して冒険心は、「やってみよう」ということになるでしょう。結果に対する恐れがない状態です。それには2つの条件が必要で、1つは、どのような結果になっても周囲は寛容な態度でいてくれるという確信。もう1つは、自分の挑戦に対して周囲のサポートが得られるはずだという安心です。「やってみなさい」と言うのは簡単ですが、実際に「やってみよう」という気持ちにさせるには、結果への寛容さとサポートする態度や体制が求

められるということです。

人の可能性を見限らない、ポジティブなキャリア理論

「計画的偶発性理論」は、人間や人間社会の複雑さ、人生や仕事の不確実性に焦点を当てた、実に人間くささのあるキャリア理論だと感じられたのではないでしょうか。今は論理やデータ全盛の世の中ですが、そんなものに頼ってキャリアが築かれていくはずはないし、ある時点で立てた目標や計画がそのまま未来となっていくはずはない。この理論の原点には、そんな発想が確かに感じられます。

「計画的偶発性理論」は "理論" ではありますが、不確実性の高さに不安になり、身構え、おびえたりするのではなく、予測できないことが起こる前提で、その不確実な出来事や出会いを上手に受け入れ、楽しみ、取り込んでいく姿勢こそ、私たちの人生やキャリアを豊かにするものだという、"元気になるメッセージ" であるようにも思えます。また、狭い世界に人を閉じ込め、決まったルールや計画の中でしか行動させないことの危険性を指摘しているようでもあります。

優れたキャリアは計画してつくれるものではない。人の可能性は誰も予測できず、5つの姿勢や思考さえあれば、偶然の出来事や出会いで人は変わり、花を咲かせられる。クランボルツは、部下や後輩をもつ人たちにそう伝えたかったのだと思います。

看護管理場面での実践ポイント

病棟でともに働くスタッフの中には「何を目指してよいかまだわからない」と言う人もいるのではないでしょうか。そんなときに、この理論を活用しながら柔軟に対応できるようサポートしていくことをおすすめします。偶然の出来事や出会いを必然に変えるためには、起きた出来事や変化を意識して受け止める姿勢も重要です。偶然をチャンスに変化させていけるよう、導けるとよいですね。

（髙須久美子）

引用・参考文献

1）J・D・クランボルツほか. その幸運は偶然ではないんです！. 花田光世ほか訳. 東京, ダイヤモンド社, 2005, 229p.

ナッジ理論

組織人事研究者
川口 雅裕

> **POINT**
>
> ▶ ナッジとは、本人の自主性を重んじながら、結果として望ましい行動へと導く、そっと後押しをするような仕組みや仕掛けのこと。
>
> ▶ ナッジは、Easy（簡単）・Attractive（魅力的）・Social（社会的）・Timely（タイミング）の４つの原則により効果的なものになる。

　ナッジ（nudge）は英語で、「（人の注意を引くために）ちょっとヒジで小突く」といった意味です。「どういう行動をとるかはあなたの自由だけど、こうしてみたらどう？」と、ちょんとヒジで突いてみるような姿勢のことで、指示命令や管理や罰則を与えるような強いやり方ではなく、本人の自主性を重んじながら、結果として望ましい行動に導くようなポジティブで柔らかい促し・働きかけ・仕掛けのことを言います。行動経済学の第一人者であるセイラー教授らが提唱しました[1]。

　世界保健機関（WHO）が提唱した「ゼロ次予防」という考え方があります。一般的な１次予防、２次予防、３次予防よりも前段階にあるもので、意識したり努力したりしなくても健康につながる行動や習慣になるような環境に身を置くことです。

　たとえば、高齢者がフラットで温度管理がされていて、友達ができやすく、何かのときには助けてくれる人が常駐しているような高齢者住宅に住めば、本人が意識しなくても、知らぬ間によい生活習慣が身につき、健康維持につながります。家の周辺に、平坦で気持ちのいい道があれば、ウォーキングや散歩をしようという気持ちがわいてきます。スーパーがすぐ近くにあれば、食材を買いに行って、自分で料理をつくって食べる習慣ができます。友人が近くに住んでいれば、集まって会話をする機会も増えるでしょう。魅力あるコンテンツやイベントが住まいの共用部で行われれば、部屋に閉じこもることもなくなります。

　わざわざ場を設けて食事や運動の指導をしたり、気の進まない集いの場に連れて行ったりといった、本人の意思とは関係のない直接的な働きかけとは異なるもので、「ゼロ次予防」は典型的なナッジの活用事例といえるでしょう。

さまざまな事例からナッジを学ぶ

ナッジを体感していただくため、他のさまざまな事例をご紹介しましょう。

熊本地域医療センターでは、看護師の超過勤務を減らすため、看護師のユニフォームを日勤はピンク、夜勤はグリーンにする方策を講じました。たとえば、日勤の人が残業をするとグリーンの中に自分だけピンクを着ている状態になりますから、なんとなく居心地の悪さを覚えますし、周囲も「早く切り上げたら」と声かけをしやすくなります。きわめてシンプルな仕掛けですが、残業削減を掲げたり、勤務時間の制限を課したりするよりもはるかに効果的でした。

駅のホームには最近、足形や矢印が書いてあり、列に並びやすくなったと感じる人も多いでしょう。電車の席にも少しくぼみをつけたものがありますが、一人分の幅がわかりやすくなり、5人がけに3人が座るようなケースが減る効果が期待できます。

自宅の塀にゴミを放置されることに悩んでいた人が、そこに神社の鳥居の絵を描いたところ、ゴミが置かれなくなったという話もあります。ほかにも、ゴミ箱の上にバスケットボールのゴールを取り付けたところ、ゴミをそこに入れようとする心理が働き、ゴミ箱の周りがとてもきれいになったという事例も。海外では、家庭用ゴミ袋を小さくするだけで家庭から出るゴミが減ったというケースもあるようです。

ビュッフェ形式の食事では、前に置いてある料理ほどよく取られるそうです。であれば、食べてほしいものを前に置いておくのがよいということになります。

駅の階段の途中や上のほうに、「ここまで歩いて上がると○○カロリーの消費」と下から見えるように記しておくと、運動不足の解消やダイエット中の人が階段を使うようになって、エスカレーターの長い列がなくなったというケースもありました。

「自治体ナッジシェア」という、自治体のナッジ活用事例が掲載されているウェブサイトがありますが、最後にそこから1つ紹介します。東京の八王子市が大腸がん検診の受診率を高めるために行った取り組みです。

年度初めに市が送付した大腸がん検査キットを10月時点で使用していなかった人に対して、受診を呼びかけるハガキを2種類作成しました。1つは「今年度、検診を受診された方には、来年度、検査キットをご自宅へお送りします」というもの。もう1つは、「今年度、検診を受診されないと、来年度、ご自宅へ検査キットをお送りすることができません」というものです。前者はメリットを書き、後者は損をする可能性

を記しています。その結果、前者の受診率は 22.7％、後者は 29.9％となったそうです。人は、得をしたいという気持ちよりも、損をしたくないという気持ちが強いというプロスペクト理論を応用したものとして紹介されています[2]。

　ナッジの狙いや具体的なイメージはつかめたと思います。いろいろと調べてみれば、そのままとはいわずとも似たような形ですぐに使えるようなものが見つかるかもしれません。ぜひ事例を広く調べてみていただきたいと思います。

ナッジの活用

　次に、自分たちでナッジをどのように活用していくかを考えていきたいと思います。まずは当然ですが、何を実現したいか、誰にどのような行動を起こしてもらいたいか、行動を変えてもらいたいか、を明確にしなければなりません。すでに困っていることや改善したいと思っていることがあって、要望や工夫をしているけれども、なかなか効果が表れないことなどを明文化してみましょう。どのような状況に対してナッジを活用するかをはっきりさせます。

≫ ナッジの 4 原則

　ナッジには、4 原則とされているものがあります。頭文字をとって「EAST」と呼ばれますが、順に解説していきます。

①Easy（簡単でわかりやすい）

　ナッジとして機能するためには、読んですぐわかる、単純明快であることが大事です。飲食店のメニューで「オススメ」と書いてあるのも、食べてほしいものを選ばせるという意味でナッジの一種と考えられますが、オススメが 10 も 20 もあったら迷ってしまい、ナッジとしては機能しなくなります。また、楽しくなる、くどくど説明しないといった要素も無視できません。たとえば、ゴミ箱の上に設置したバスケットボールのゴールの横に「ポイ捨て厳禁！　必ず、ここからゴミを投入してください」などと書いてあったら興ざめです。

②Attractive（魅力的で、欲しくなる）

　人が動くのは金銭的報酬によってだけではありません。私たちは、認められる、ほめられる、人の役に立つ、世の中に貢献できる、勉強になる、成長につながる、上達

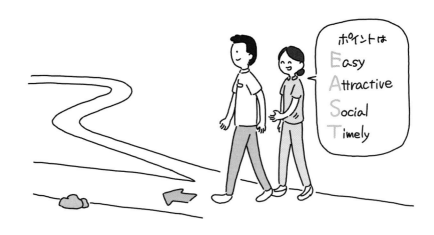

ポイントは
Easy
Attractive
Social
Timely

した、達成したといった前向きな感情、心の充足が得られるという期待によっても行動を起こしたり、変えたりします。また、大腸がん検診の受診率を上げるためのナッジが「損をしたくない」という人間心理に働きかけるものであったように、人間の思考や心理の特質・傾向（バイアスと呼ばれます）に着目してみるのも大切です。たくさんのバイアスを学ぶことで、ナッジを活用するアイデアが出てくるかもしれません。

③Social（社会的）

　人の選択は、自分の意思だけではなく、周囲や世の中の人々がどのように考え行動しているかを知ることによっても変化します。自分の意思は別にして、皆がやっているからという理由で行動を選択することも多いでしょう。また、社会的規範であり常識だから選択される行動もあります。誰でも恥ずかしい振る舞い、みっともない行動はとりたくないと思っているからです。つまり、私たちは往々にして、周囲の行動や規範・常識に照らして「正しい行動かどうか」を判断しており、合理的、論理的に思考して行動しているわけではないということです。したがって、「皆さん、こちらを選んでいますよ」「普通はこのような行動をするものですよ」というニュアンスのあるナッジは正しい行動と認識されやすく、効果的に行動変容を促すことができます。

④Timely（よいタイミング。時宜にかなった）

　効果的に行動を促すためには、いつナッジを示すのがよいのかを考えます。たとえば、2～3月には塾や予備校の宣伝が多くなり、春と秋の引っ越しシーズンの頃には引っ越しサービスのテレビCMをよく見るようになりますが、これと同じで、いつ伝えるか（ナッジを提示するか）は非常に重要です。さらに、フィードバックも大切になります。こちらが考えるよい行動をとった人に対して、すぐに「それは望ましい行動である」と伝えることによって、その行動が継続し、強化されていくからです。

人は何で動くのか？

　ナッジは、「人は合理的に思考・判断して行動しているわけではない」という前提に立ち、人間の行動を心理学的、経済学的な側面から解明しようとする「行動経済学」から生まれてきたものです。確かに考えてみれば、私たちの行動は、目の前の出来事に対して経験的に反応しているだけ、思考の結果ではなく瞬時に感覚的に対応しているだけという場合がほとんどです。理屈には合わないけれども気持ちを優先して行動を選択していることも多くあります。「人間は感情の生き物」といわれますが、人の心理を理解し、感情に訴えることがよい行動を促すための肝であって、合理性や論理だけではなかなか人の行動をよい方向に導くのは難しいということです。

　また、ナッジは行動を強制しません。よい行動をするような導きや後押しになるような仕組みや仕掛けをするだけで、その行動を選択するかどうかは本人の自由です。つまり、ナッジは「自分で選択した行動である」という自主性、主体性を生じさせます。他者から言われてやらされているのと、自分で決めてやっているのとではモチベーションが大きく違ってきます。その点からも、上手なナッジは効果が期待できるということです。メンバーの人材育成、組織運営はもちろん、患者や顧客にもよい行動をとってもらえるようなナッジをいろいろと検討していただければと思います。

看護管理場面での実践ポイント

　行動経済学の知見に基づき、「思わず行動を起こすシステム・仕掛けづくり」で問題解決をはかるナッジ理論を、すでに活用されている方も多いでしょう。保健指導や患者指導、無関心な人をやる気にさせる、残業を減らすなど、看護現場の課題解決に幅広く活用できます。（髙須久美子）

引用・参考文献
1）リチャード・セイラーほか. NUDGE 実践 行動経済学 完全版. 遠藤真美訳. 東京, 日経 BP, 2022, 464p.
2）自治体ナッジシェア.【ベストナッジ賞】がん検診の受診率改善.
　　https://nudge-share.jp/ベストナッジ賞がん検診の受診率改善（2023 年 4 月閲覧）

ドレイファス・モデル
ベナーの看護技能5段階理論

東京女子大学 現代教養学部 人文学科 哲学専攻 教授

榊原 哲也

POINT

▶ ドレイファス・モデルとそれに基づくベナーの看護技能の5段階理論は、看護師一人ひとりの特性や才能を測るものではなく、状況のとらえ方、状況への対応が熟練していく段階を明らかにしたものである。

▶ 看護実践において、またスタッフ育成においても、中心的な役割を果たすのは、巻き込まれつつ関わる態度としての気づかい（ケアリング）である。

　ドレイファス・モデルとは、数学者でありシステム分析学者であるステュアート・ドレイファスと、兄で哲学者のヒューバート・ドレイファスが、チェスプレイヤーと航空パイロットに関する調査をもとに開発した「技能習得のモデル」です。学習者は「初心者」「新人」「一人前」「中堅」「達人」という5つのレベルを経て「技能（スキル）」を修得していくとされます。そして、これらのレベルを経過する中で、「抽象的な原則に頼る」段階から「過去の具体的経験を範例（パラダイム）として用いる」段階へと移行するとともに、差し迫った「状況」を知覚する仕方も、どれも同じように重要な諸要素の集まりと見えてしまう段階から、重要な部分だけが際立った「全体」として見える段階へと移行していくとされます。

　この技能習得のモデルが看護にも適用できることを実際に示したのが、『ベナー看護論』[1]で展開されている看護技能の5段階理論です。「状況」がどのようにとらえられるか、「状況」にどう対応できるかに着目して、各段階を順に見ていきましょう。

看護技能の5段階

≫ 第1段階：初心者（Novice）

　看護師はさまざまな「状況」の中での実践を期待されますが、「初心者」はまだそうした「状況についての経験」を全くもっていません。そのため、経験がなくても実行できる体重や摂取量・排泄量、体温、血圧、脈拍などの計測によって、「状況」をとらえるよう教えられます。たとえば看護学生は、体重や摂取量・排泄量などの変化

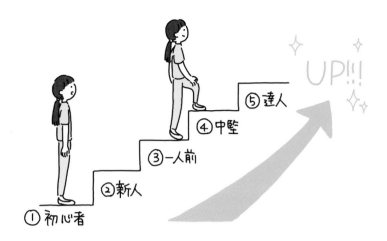

に対処して行動する規則を教科書で習いますが、直面する状況を過去に経験したことがなく、状況のもつ意味をほとんど理解できないので、彼らの実践は「規則通りの行動」になってしまい、状況に応じて柔軟に判断し対応する技能が欠けています。学生に限らず、経験したことのない診療科の患者を扱い、ケアの目標や手段に不慣れであれば、初心者のレベルです。

≫ 第2段階：新人（Advanced Beginner）

この段階は、「現実のさまざまな状況に対処する」ことによって、「状況の局面（アスペクト）」に（場合によっては指導者に指摘されて）気づけるようになった段階です。「状況の局面」とは「ドレイファス・モデル」の用語で、たとえば、患者が自分の疾患に向き合う準備ができるようになる局面のことですが、こうした局面をとらえるためには、教科書が教えてくれる「手順リスト」ではなく、「実際の状況の中で経験を積んでおく」必要があります。なぜなら、そうした局面は、前もっての経験によってしかとらえられないからです。

そこで新人には、たとえば「患者が自分の傷を見たり触ったりしているかどうか観察しなさい」とか、「自分の治療について質問してくるかどうか注意しなさい」といった、状況の局面に気づくための種々の「指標（ガイドライン）」が必要なのですが、新人は「状況」をとらえることがほとんどできていないので、どの指標を重視すればよいのかわからず、一般的な種々の指標に沿って業務をこなします。そこで、その時々の実践の「優先順位」を学べるように、少なくとも「一人前」以上のレベルの「プリセプター」による指導が必要である、とベナーは述べています。

≫ 第3段階：一人前（Competent）

　駆け出しのころの「言われて行う」レベルの看護から成長して、直面する問題を意識的に分析して熟考し、長期的な計画を意識的に立てて看護を実践するようになったとき、直面する状況や予期される状況のどの属性や局面が最も重要なのかがとらえられるようになり、看護実践にひとつの「大局的な展望（パースペクティブ）」が与えられます。このように「意識的で熟慮的な計画立案」によって看護ができるようになり、重要な「状況の局面」がとらえられるようになったとき、看護師は「一人前」の段階に達するとされます。またこの段階は、同じような「状況」で2〜3年働いた看護師に典型的に見られるものともいわれています。

　一人前レベルの看護師は、問題を意識的に熟考し、計画を意識的に立てているので、まだ次の段階の中堅看護師のような「スピードと柔軟性」はありません。しかし、臨床の看護における多くの不測の事態に対処し「何とかやり遂げる能力」はもっています。この段階の看護師には、「患者のケアに必要な多様かつ複雑なことがらを計画したり調整したりする練習になる意思決定ゲームやシミュレーション」が指導に役立つとベナーは述べています。

≫ 第4段階：中堅（Proficient）

　この段階では「状況」の見え方が大きく変わります。一人前の段階では、熟慮して意識的に長期目標を立てることで、ひとつの「大局的な展望」が得られ、状況の重要な局面がとらえられるようになりましたが、そうした看護実践の経験を積み重ねて「中堅」の段階になると、「大局的な展望」は意識的に「考え抜かれて得られるのではなく」、積み重ねられた経験と直近の出来事に基づいて「おのずから」示されてくるようになります。そして、「大局的な展望」を通して、「状況」も「局面」によってではなく、「長期目標」のほうから重要な部分だけが際立った「全体」として「知覚」され、「状況の意味」──状況が全体としてどのような方向に進んでいくか、またどう進めていくべきかという方向性──が、意識的で熟慮的な思考を行わなくても、直接的に見えてくるようになるのだとされます。このとき、「何を考慮に入れなければならないかに関する方向」を与えてくれる実践の指針が「格率（マキシム）」です。格率とは、「状況のもつさまざまな微妙なニュアンス」をも反映した、「すでに当該の状況を深く理解している人にしかわからない」実践の原則で、ときと場合によって異な

る意味をもつので、新人や一人前レベルの看護師には理解ができません。しかし中堅看護師は、このような「格率」を実践の方針としているのだとベナーは述べています。

このような中堅看護師を教育する最も効果的な方法としては、「状況を把握する能力」をさらに高めるべく、この能力がきわめて強く要求されるような、実際の臨床状況に類似した複雑であいまいな事例を提示して、看護師にその状況に対する自分の理解の仕方を提示させる「事例研究」が効果的だと、ベナーは述べています。

》》 第5段階：達人（Expert）

最後の段階は「達人」です。達人は、膨大な経験を積み重ねていますので、それらを背景にして、（意識的で熟慮的な思考を経なくても）おのおのの状況を「直観的に把握」するようになり、その状況理解に基づいて、規則（ルール）や指標（ガイドライン）や格率（マキシム）などの「分析的な原則」に頼らなくても、適切に行動できるようになります。「規則」とは、初心者が頼る状況のコンテクストに依存しない規則のことであり、「指標」とは、新人が状況の局面を知るために必要とするもの、「格率」とは、中堅看護師の実践を導いているものでしたが、達人はそうした意識的に分析された実践の指針に頼らず、正確な問題領域に的を絞って、適切な行動が行えるとされます。

それが可能なのは、達人が「全体的な状況の深い理解」に基づいて行動するからですが、そうした実践を達人が記述したものを理解するのは容易ではありません。それは、達人の実践が「直観的な把握」に基づいていて、彼ら自身によっても十分に意識化されてはおらず、言葉になりにくいからです。

ベナーによれば、全体的な状況を深く理解する達人の「認識能力」や、そのつどの状況を「直観的に把握」する、鋭く確かな「知覚」の能力は、人の顔の識別能力や、杖を使いこなせるようになる技能、チェスプレイヤーの技能に類似しています。これらの能力は、ルーベルとの共著『現象学的人間論と看護』[2]において、現象学的人間観の「身体化した知性」の、とりわけ「熟練技能を具えた習慣的身体」の能力の例として挙げられていたものや、それに類似するものにほかなりません。ですから、達人看護師は、さまざまな状況の経験を積むことによって、それまで用いてきた規則や指標や格率が身体化して習慣となり、あらためて意識したり熟考したりしなくても「状況」をとらえて実践が行えるようになるのだと、少なくともそう言うことはできるで

しょう。達人になるということは、その意味で、「状況」を的確にとらえる熟練した身体的「技能」を獲得することでもあるわけです。

巻き込まれつつ関わる気づかい

　ドレイファス・モデルに基づく以上の看護技能の5段階は、看護師一人ひとりの特性や才能を測るものではなく、状況への対応が熟練していく段階を示すものです。前述の通り、看護師は、「初心者」から「達人」へと5つの段階を経て成長していく中で、差し迫った「状況」を知覚する仕方が、どれも同じように重要な諸要素の集まりと見えてしまう段階から、重要な部分だけが際立った「全体」として見える段階へと移行していくわけですが、忘れてはならないのは、その過程で、看護師は状況に「巻き込まれつつ関わる（インヴォルヴド）実践者」になっていくのであり、したがって、達人のように状況の局面や状況全体の際立ちを感知できるようになるためには、「ある水準の積極的な関与（コミットメント）と巻き込まれながらの関わり（インヴォルヴメント）」が必要だということです。

　ベナーは、「積極的に関与し、巻き込まれつつ関わる態度」を「気づかい（ケアリング）」と言い換え、「いっそう一般的な結論」として、看護実践において「気づかい」こそが「中心的な役割」を果たすと述べます。スタッフ育成においてドレイファス・モデルが参照される場合も、このことが忘れられてはならないでしょう。

引用・参考文献

1）パトリシア・ベナー．ベナー看護論．新訳版：初心者から達人へ．井部俊子監訳．東京，医学書院，2005，296p.
2）パトリシア・ベナー/ジュディス・ルーベル．現象学的人間論と看護．東京，医学書院，1999，48-52，80-83.
3）榊原哲也．看護技能の5段階の理論（連載「看護に恋した哲学者と読む ベナーがわかる！ 腑に落ちる！」第11回）．看護教育．60（3），2019，240-246.
4）榊原哲也．巻き込まれつつかかわる看護（連載「看護に恋した哲学者と読む ベナーがわかる！ 腑に落ちる！」第12回）．看護教育．60（4），2019，334-341.

キャリア・ディベロップメント理論

医療法人社団真養会 法人本部 看護・介護統括局長 兼 経営企画部 人材育成部長
前 湘南医療大学 保健医療学部 准教授
塩田 美佐代

POINT

▶ 看護管理者は、スタッフが自身の「キャリア・アンカー」（キャリアで重視する価値観）を明確にし、キャリアデザインが描けるように支援する。

▶ スタッフが描いた「なりたい自分」が実現できる、キャリア開発プログラムに組織で取り組む。

　キャリア・ディベロップメント（Career Development）とは、キャリア発達またはキャリア開発と訳されます[1]。キャリア発達は、個人の視点から自らのキャリアをみたもので、個人の仕事に対する期待や職業人としての今後の人生の過ごし方など、生涯にわたる発達過程を重視します。一方、キャリア開発は組織の立場からキャリアをみたもので、日本看護協会では、「看護職のキャリア開発とは、個々の看護職が社会のニーズや各個人の能力および生活（ライフスタイル）に応じてキャリアをデザインし、自己の責任でその目標達成に必要な能力の向上に取り組むことである。また、（中略）組織はその取り組みを支援するものである」[2] と示しています。

　キャリア発達・キャリア開発を進めていくためには、個人ではキャリア計画の作成と自己評価を行い、組織ではキャリア開発に対する計画の作成・実施・評価といったプログラムを行うことが必要です。

代表的なキャリア・ディベロップメント理論

ライフサイクル理論：エリク・H・エリクソン

　人間の生涯を8段階に分類し、各段階で達成されるべき発達課題があり、同時に危機も存在するが、それぞれの段階で発達課題を果たしながら成長するという理論です。

キャリア・ステージ理論：ドナルド・E・スーパー

　適切な職業選択には「職業的自己概念」が必要であり、その実現過程を「ライフステージ」と「ライフロール」という2つの視点でとらえた理論です。人は人生の5つ

の発達段階（ライフステージ）の各課題に取り組むことで人間的な成長を遂げていきます。さらに、キャリアは人生のそれぞれの時期で果たす8つの役割（ライフロール）の組み合わせであり、自分の価値観・興味関心・性格などは、複数の役割を並行して果たす中で確立されてゆくと考えました。

》》 キャリア・サイクル理論：エドガー・H・シャイン

　組織と個人は相互に作用し合い、成人を過ぎても成長し続けるという、組織内キャリアにおける発達段階と発達課題を8段階の「キャリア・サイクル」で表した理論です。また、個人がキャリア形成するうえで拠りどころとなるもの（錨）として「キャリア・アンカー」という概念を提示しています。キャリア・アンカーは「個人のニーズ」を明確化するものであり、これを「組織のニーズ」とマッチングさせることで、よりよいキャリアが生まれるという「キャリア・サバイバル」という考え方を提唱しました[3]。

　今回は、この理論を中心にキャリア・ディベロップメントについて述べていきます。まずは、以下にキャリア・アンカーの8つのカテゴリーを紹介します[4]。

キャリア・アンカーの8つのカテゴリー

①専門的コンピタンス：特定の分野での能力発揮にやりがいや喜びを感じる。

②経営管理コンピタンス：管理責任のある仕事に興味をもち、問題分析力、対人関係能力、情緒の3つを統合させて、組織の期待に沿うことに喜びを感じる。

③保障・安定：将来予測が可能で、雇用が保証されており、世間並みの収入などの経済的な安定を得ることを求める。

④自律・独立：組織の制約に縛られず、組織から独立することも視野に入れて、自由に自律的に仕事を進めて専門能力を発揮できることに喜びを感じる。

⑤起業家的創造性：創造的・建設的欲求が強く、完全に自分の努力で成果を生み出すことに喜びを感じる。

⑥奉仕・社会貢献：自分の価値観を大事にし世の中をよくしたいという望みが強い。

⑦純粋なチャレンジ：障害や解決が困難な問題、あるいは手強い相手を負かすことに成功を感じることで、さらに困難な課題に挑戦しようとする。

---

⑧ライフスタイル：自分の仕事も家族も大事にしながら、そのバランスをはかり、ライフスタイルを整えたいと考える。

キャリアデザインとキャリア開発プログラム

　キャリアデザインは、ライフステージも含めて「どのようなキャリアを積みたいのか」「どのように生きたいのか」を自らが主体的に考え、人生設計を組み立てることですが、仕事の環境と家庭や自己成長の環境は、生活空間の中で相互作用し、生涯を通じて強く影響し合うため、これらを視野に入れて描いていく必要があります。

　一方、組織としてキャリアデザインを支援していくためには、組織で取り組むキャリア開発プログラムが必要です。その基本的な構成は以下の通りです。

キャリア開発プログラムの構成
①組織のビジョンを共有する
②スタッフのキャリア・アンカーを知る
③スタッフの強みと弱みを把握し、フィードバックする
④人的資源を活用した組織デザインを描く
⑤面接でキャリアの方向づけを行う
⑥職務を明確にする
⑦看護実践場面でキャリア開発につながる機会をつくる。または、能力を発揮する場をつくる
⑧スタッフの学習機会を提供する
⑨スタッフのもっている能力を組織的に活用する

キャリア開発の実際

　では、看護管理者としてスタッフのキャリア発達をどのように支援していくか、キャリア開発プログラムを活用した事例を紹介します。

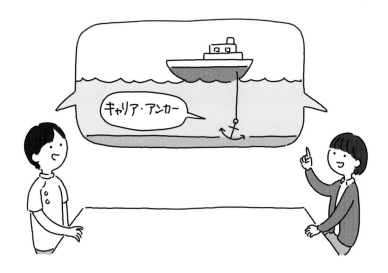

》》 事例（A子さん：看護師経験3年目、内科病棟勤務、クリニカルラダーレベルⅡ）

①組織のビジョンを共有する

　看護師長は、年度初めに病院と看護部の理念の意味について説明し、スタッフがどのように感じ取っているか言語化を促し、目指す看護を焦点化できるようにします。

②スタッフのキャリア・アンカーを知る

　キャリア面談の場でA子さんに、「何が得意で、どんなときに自分の力が発揮できたと感じられるのか（才能や能力を知る）」「本当に望んでいること（動機や欲求を知る）」「何かをするときの基準、大切にしていること・価値観は何か（意味や価値を知る）」を問いかけ、キャリア・アンカーを見出せるようにしていきます。

　A子さんは、「私は人の役に立ちたいと思って看護師になった」「患者さんが住み慣れたご自宅で、ご家族と笑顔で過ごされていたのを見て人の役に立てたと感じた」「もっと在宅支援の知識を増やして、生活を支えられる在宅ケア認定看護師になりたい」と笑顔で答え、現在行っている仕事と自らの専門性を高めることに関心を示す「技術・機能的能力＝①専門的コンピタンス」にキャリア・アンカーを置いていることがわかりました。

③スタッフの強みと弱みを把握し、フィードバックする

　クリニカルラダーで示されている行動目標を用いて評価します。A子さんは、患者や家族の話をよく聞き、生活上の困りごとや今後への不安を引き出すことができ、また丁寧な関わりで解決していくことができるなど、「ニーズをとらえる力」「協働する力」「意思決定を支える力」が強みでした。一方で、自己学習はあまりせず、根拠をもった看護実践とはいえないことがありました。そこで、A子さんには、クリニカルラダーⅡとⅢで求められている能力を示し、「ケアする力」が高められるよう、基本

的なガイドラインを熟知することや、関係する参考書などをすすめました。

④人的資源を活用した組織デザインを描く

　病棟の患者は大半が70歳代以上で、セルフケアや意思決定が困難であり、早期から在宅での生活への支援が必要でした。そこで、課題解決に向けて多職種で介入する体制の強化と、病棟看護師による退院後訪問指導の仕組みをつくりたいと考え、A子さんの強みを活かした在宅療養支援チームを立ち上げることとしました。

⑤面接でキャリアの方向づけを行う・キャリアデザインを描く

　在宅ケア認定看護師になるというA子さんの目標をもとに、キャリアシートに「2年間は病棟で在宅療養支援に係る実践経験を積む。3年後に認定看護師教育課程に入学。認定看護師資格取得後は訪問看護部門で働く。10年後は多職種の在宅療養支援チームのリーダーになる」と描きました。そして、在宅療養支援チームの活動にはA子さんの力が必要であると伝え、認定看護師教育課程の入学に必要な症例の経験や技術を身につけるべく、計画的に取り組むように動機づけました。

⑥職務を明確にする

　A子さんを在宅療養支援チームのサブリーダーとして任命しました。リーダーの主任も同席してもらい、チーム活動の目的、責任の範囲、権限について説明し、お互いが協力しながら自身の強みを発揮し、患者が安心して退院できるようにしてほしいと、大きな期待を込めて伝えました。

⑦看護実践場面でキャリア開発につながる機会や能力を発揮する場をつくる

　A子さんは、在宅療養支援チームの運営を生き生きと行うと同時に、多くの経験を積めるよう胃ろうや褥瘡のある患者の受け持ちになるなど、さまざまな患者のケアや処置を経験する中で、根拠や個別性の必要性を実感するようになりました。

⑧スタッフの学習機会を提供する

　A子さんには、経験学習モデルを用いた学習の機会をつくりました。①日々の仕事の中で具体的な経験を重ねる、②経験したことを振り返り気づきを引き出す、③気づきを自分の考えとして根拠あるものにする、④根拠が得られたら実践する、というサイクルで、看護師長や主任が意図的に発問し、学びを深められるようにしました。根拠をもった実践といえないという弱みを克服するため、資料や文献を読む、eラーニングで学ぶといった主体的な学習場面も見られました。

⑨**スタッフのもっている能力を組織的に活用する**

　A子さんは、入院時のアセスメントシートを作成し、スタッフへの指導、退院支援カンファレンスの実施など、新たな仕組みで看護実践を重ねました。その結果、内科病棟の自宅退院数が増加し、在院日数の減少につながりました。この成果を看護師長会で報告したところ、内科病棟の仕組みを各病棟で導入することとなり、A子さんのもつ知識や能力が、ほかの病棟でも活用されました。

看護管理場面での実践ポイント

　看護職は、質の高い看護を提供するために、さまざまな機会を活用し、能力の開発・維持・向上に努めることが責務とされています。そのため、個人の視点や組織の視点をもってキャリア発達と開発を進めていく、キャリア・ディベロップメントプログラムが必要となります。

　キャリアデザインの支援においては、自分の目指す姿の実現に向けて、キャリア・アンカーと、「どのような自分でありたいか」という目標を明確にできるように面接します。そして、その実現のために行動できるよう、さまざまな機会をつくり、学びを支援していくことが重要です。

引用・参考文献

1）手島恵ほか. 看護管理学. 改訂第2版：自律し協働する専門職の看護マネジメントスキル（看護学テキスト NiCE）. 東京, 南江堂, 2018, 108.
2）日本看護協会. 継続教育の基準 ver.2. 4.
https://www.nurse.or.jp/nursing/education/keizoku/pdf/keizoku-ver2.pdf（2023年4月閲覧）
3）エドガー H. シャイン. キャリア・アンカー：自分のほんとうの価値を発見しよう. 金井壽宏訳. 東京, 白桃書房, 2003, 105p.
4）勝原裕美子. 看護師のキャリア論. 東京, ライフサポート社, 2007, 22.
5）大宮登. 理論と実践で自己決定力を伸ばす キャリアデザイン講座. 第2版. 東京, 日経BP, 2014, 15.
6）平井さよ子. 看護職のキャリア開発：変革期のヒューマンリソースマネジメント. 東京, 日本看護協会出版会, 2002, 58.

Chapter 2

看護管理者の
実務に直結する
知識

病床稼働率

社会医療法人誠光会 淡海医療センター 統括看護部長

伊波 早苗

▶ その日の入院・退院患者数を含めて算出し、病床の使用状況を表す病床稼働率は、病院経営を考えるうえで重要性が高い指標である。

▶ 病床稼働率を上げるためには、看護部内の体制づくりとベッドコントロールが必要となる。

病床稼働率と病床利用率の違い

　病床稼働率とは、運用病床数に対し、患者がどのくらいの割合で入院していたかを示す指標であり、「入院用のベッドがどのくらい使用されたか」を意味しています。病床稼働率が高いことは、ベッドを効果的に運用していることを表しています。

　病床稼働率と病床利用率は混同しやすく、注意が必要です。病床利用率は、「ある時点で、入院用のベッドがどのくらい使用されているか」を意味します。

　それぞれの算出式は以下のようになります（単位：％）。

病床稼働率＝（24時現在の入院患者数＋退院患者数）÷病床数×100

病床利用率＝（24時現在の入院患者数）÷病床数×100

　病床利用率では、「その日の退院患者数は含めない」のに対し、病床稼働率では「その日の退院患者数を含める」ことが異なります。

　年単位で算出する場合、その定義は次のようになります。

病床稼働率＝（年間在院患者延べ数＋年間退院患者延べ数）÷（運用病床数×365）×100

病床利用率＝年間在院患者延べ数÷（運用病床数×365）×100

※運用病床数は、稼働病床数ともいいます。

　「病床利用率」は、厚生労働省が、主に公的医療機関の経営状況を見るときに使用しています。厚生労働省の計算式は年単位であり、次のようになります。

$$病床利用率 = \frac{在院患者延べ数 \times 100}{病床数 \times 365}$$

　病床利用率で使用されるのは、在院患者延べ数であり、病床稼働率で使用されるのは、入退院患者を含めた延べ人数です。報告データとしては、病床利用率が求められることがありますが、院内の運営や経営判断、業務量の判断には、入退院患者数と病床稼働率を把握しておくことが必要です。

病床稼働率の意義

　病床稼働率は、病院および各病棟の経営指標の中で、重要性が高い指標として最も頻繁に使用されています。日々の病院経営の入院医療における指標として、「新入院患者数」「延べ入院患者数」「手術件数」とともに活用されていることでしょう。

　病床稼働率は、その日の在院患者数に直結して変動するため、いかに病床を患者で埋めておくか、という発想につながりやすくなります。病床を埋めておくことで、病院の入院収入になるからです。

　しかし、現在のわが国の医療経済施策は、いかに不要な医療を省き短期間で質の高い医療を提供するかを病院に問い、DPC制度で診断群による適正医療を推進しています。また近年、国内の病院全体で平均在院日数の短縮化が進んでいます。在院日数の短縮は空床期間の長期化にもつながりかねません。病院の収益を考えるうえで、また貴重な資源である病床を有効活用していくためにも、病床稼働を上げる対策は重要です。不要な入院の延伸を避けながら、病床稼働を上げていくことが求められます。

病床稼働率を上げる方策

　病床稼働率を上げるには、入院患者の数を増やすことと、ベッドを効率的に使用することの両面が必要です。病床稼働率を上げるために、「在院日数の引き延ばし」を安易に行うことは好ましくありません。病床を埋めておけば、空床よりは収益が上がりますが、DPC対象病院では、治療・検査が終了しても患者が長期間入院していると、医業収入が減少する仕組みになっています。在院日数が延びるとDPC各診断群

における1日当たりの点数、すなわち支払い金額が下落するだけでなく、各病院に与えられる DPC 機能評価係数 II の中の効率性指数が低くなり、最終的には収益にメリットはありません。出来高払いの病院であっても、入院期間が延びると、治療や検査が減り、収入は下がります。いずれにしても、限られた資源である病床の使用方法として適切であるとはいえず、経営的にも効果的ではありません。

≫ 方策1）入院患者数を増やす

　病床稼働を上げるためには、入院患者を増やす方策を考える必要があります。入院が必要となる患者をいかに集めるかが鍵です。具体的な方策は、病院の機能や地域における役割分担によって異なります。まずは、地域性を明らかにして、自院がどんな初診患者を求めるのかをはっきりさせることが必要です。

　たとえば当院の場合は、カテーテルや内視鏡治療を含む手術件数を増やす新入院患者を集める必要があります。そのためには、新規の紹介患者を増やすことが必要です。紹介患者を増やすためには、地域診療所等との連携強化が必要です。そのためにも、患者の逆紹介の推進が求められます。新たな紹介患者を受け入れ、手術を含む治療をして、安定すれば地域にかえす、という循環をしっかりと回していくことが重要となります。

≫ 方策2）病床を効率的に使用する

　病床稼働率を上げるもう1つの方法は、ベッドを最大限利用することにほかなりません。退院を午前にし、入院を午後にすれば、1日のうちで新規入院患者と退院患者で重複して1つのベッドを使用でき、空床を出さず病床稼働率を上げることができます。病床稼働率が下がりやすい土日のベッドを活用する方法もあります。

　診療科の割り振りを見直す方法もあります。診療科ごとの持ちベッドを、実績に基づいて定期的に見直し、入院患者の多い診療科への割り振りを増やします。

　発想を転換し、診療科別にベッドを割り振らず、どの診療科でも使用できるような仕組みにすることもできます。当院でも診療科ごとの持ちベッド数は決めていません。空いているベッドはどの診療科でも使用できるようになっています。

　また、各病棟で物理的に空いているベッドを空床としてカウントできるようにする方法もあります。病棟の病床管理では、翌日の入院患者用のベッドや ICU に入って

いる患者のためのベッドをキープしていますが、それをいかに最小限にするかのルールをつくります。ICUから退室した際のベッドや、手術で1泊でも不在になる患者のベッドをキープしない、という共通ルールをもつことで、使用できるベッドを増やしておきます。ただし、自病棟に空床がなく予定入院患者を受け入れられなくなった場合に、他病棟が快く引き受けてくれるという協力がないと、キープを減らすことはできません。こうした方策の実現には、全病棟が協力し合って入院患者を受け入れる体制づくりが必要です。

看護管理場面での実践ポイント

　病床稼働率を上げるためには、入院患者を受け入れる体制づくりが重要です。他の診療科の患者でも、どういった疾患や状態なら自分の病棟で看られるかを判断し、安全に看ることができる範囲を増やしていくことも必要です。また、全病棟で協力し合える風土づくりも必要です。

引用・参考文献

1) 太田加世. 看護管理セカンドブック. 東京, 学研メディカル秀潤社, 2016, 169p.
2) 小宮清. 看護のための経営指標「見る・知る・活かす」使いこなし超入門：経営参画への道が拓ける!. 大阪, メディカ出版, 2014, 167p.
3) 中西康裕ほか. "中堅どころ"が知っておきたい 医療現場のお金の話：イラストでわかる病院経営・医療制度のしくみ. 大阪, メディカ出版, 2019, 192p.
4) 藤野みつ子. 各部署を可視化！データ活用の看護管理. 名古屋, 日総研出版, 2015, 190p.
5) 小松本悟. コロナ禍で考える病床稼働率と病床利用率. 病院. 80 (10), 2021, 902-906.

病床回転率

社会医療法人誠光会 淡海医療センター 統括看護部長

伊波 早苗

POINT

▶ **病床回転率は、1 つのベッドがどのくらい使用されたかの指標となる。**

▶ **平均在院日数が下がっても病床が空かないよう、病床回転率と病床稼働率の両方を上げていく経営が求められる。**

病床回転率とは「1 つのベッドがどのくらい使用されたか」の指標で、次の計算式で算出されます。

月間病床回転率＝30 日（または 31 日）÷平均在院日数

＜参考＞ 平均在院日数の求め方（例）

＝在院患者延べ数÷{（新入院患者数＋退院患者数）÷2}

その月の平均在院日数が 15 日であれば、月間病床回転率は 2.0 となります。

現在の急性期病院の平均在院日数は 10～12 日であり、その場合の病床回転率は 2.5～3.1 です。高度急性期病院や大病院などは平均在院日数の短縮化が進んでおり、そうした病院では病床回転率も高く、高稼働での病床運用となっています。

（計算例）

31 日稼働月で平均在院日数が 10.5 日の場合　31 日÷10.5 日＝2.95

1 ベッドが 2.95 人（約 3 人）に利用されている計算になる

さらに年間の病床回転率を見ることで、年度推移を評価できます。年度の変化でとらえると、1 ベッドを利用する患者数の変化がつかめます。

（計算例）

①2020 年平均在院日数が 12.3 日　365 日÷12.3 日＝29.6

②2021 年平均在院日数が 11 日　365 日÷11 日＝33.1

③2022 年平均在院日数が 10.5 日　365 日÷10.5 日＝34.7

1 ベッドが 1 年間にみた患者数は①29.6 人、②33.1 人、③34.7 人

表1 病床回転率と他の指標

	平均在院日数	病床回転率	病床稼働率	単価	DPC Ⅰ・Ⅱ割合
2019年10月	7.3	4.3	86%	54,783	81.0%
2020年10月	9.8	3.2	101%	51,102	58.1%
2021年10月	7.2	4.3	95%	55,848	71.7%

病床回転率の意義

　病院の収益を上げるためには、病床稼働率を上げ、在院患者延べ人数を多くすることが大事です。しかし、そのために患者の退院を延伸させていては、国民全体の医療費の削減に反するばかりか、医療の質や患者の生活の質も落とすことになりかねません。平均在院日数を下げ、他病院と比較しても質の高い医療を効率的に提供し、短期間で合併症なく患者がもとの生活に戻れることが重要です。そのうえで、平均在院日数が下がっても病床が空いてしまわないために、病床回転率と病床稼働率の両方を上げていく経営が求められるのです。

　ある病棟の例で見てみましょう。表1のように、平均在院日数が短いと病床回転率は高くなり、入院単価も高くなります。しかし、平均在院日数が短いと病床稼働率が下がりやすいため、患者獲得とベッドコントロールに注力し、稼働率を上げる努力が必要となります。2021年の病棟運営は病床回転率・稼働率ともに高くなっており、病院経営と資源利用にとっては理想的ですが、かなり多忙になることも想像できる状態です。

病床回転率の指標をどう使うか

≫ 1）病床回転率の高い病棟への傾斜配置

　平均在院日数が短く、病床稼働率も高い場合、業務はかなり煩雑で多忙になります。対策として、病棟の忙しさを指標化し、傾斜配置を行っていくことができます。

　次ページ表2の例を見ると、A病棟とB病棟はともに病床回転率が高いですが、病床稼働率はB病棟が高く、入院患者数も予定入院、緊急入院ともに高くなっています。新規入院患者数の多い病棟は、ベッド準備、受け入れ関連業務、退院指導、退院処理、退院清掃など、移動に伴う業務が多く、多忙を極めます。とくに緊急入院の場合、入院前支援を経由せず、入院時の情報収集や書類作成業務が予定入院より多くなります。表2の例では、こうした忙しさの指標の値が高いB病棟が傾斜配置の対象となります。

表2 傾斜配置を検討する指標例

病棟名	実稼働ベッド	平均在院日数	病床稼働率	病床回転率	看護必要度	予定入院	緊急入院	内視鏡	血管撮影	手術	手術合計
A	42	7.17	67%	4.31	35%	928	489	33	6	578	617
B	46	8.44	92%	3.68	21%	1174	829	768	36	418	1222
C	50	13.09	87%	2.35	34%	622	709	67	630	80	777
D	50	15.13	95%	2.04	32%	779	562	32	2	933	967
E	50	18.34	95%	1.67	26%	620	373	133	110	263	506
F	49	13.47	90%	2.31	33%	700	624	173	8	201	382
G	55	18.86	91%	1.68	41%	750	448	170	18	574	762

＊指標の値が高いところを色付けしてマーク。マークの多いB病棟が傾斜配置の対象病棟となっている

≫ 2）病床を効率よく使うベッドコントロール

　より多くの患者を受け入れるためには、次の患者のためのベッドを早めに用意していくベッドコントロールが必要です。患者の回復段階に合った病床や病院に移送する調整を行って急性期のベッドを空け、治療が必要な患者を受け入れる資源配分を行います。そのために、病棟師長は日々変化する患者の回復状況を把握し、主治医やMSWと相談しながら調整を進めていきます。こうした調整の結果が病床回転率の数値に現れるので、月単位や年単位で病床運用状況を評価していく指標となります。在院日数を必要以上に長引かせず、患者の早期離床・早期退院（転棟）を促し、スムーズに新しい患者を受け入れること、つまり病床回転率を上げていくことは、患者のADLの低下を防いで早い回復を促すと同時に、病院経営にもプラスに働きます。

≫ 3）医療療養等の慢性期病床の在宅復帰支援

　急性期だけでなく、慢性期病床においても病床回転率を上げることは重要です。とくに、医療療養病棟では在宅復帰機能強化加算があり、病床回転率などを指標に、在宅や急性期病棟から患者を受け入れ、在宅に復帰させることに尽力すれば、病院収入を増やしていくことができます。そのためには、入院時から在宅復帰の可能性について検討し、家族や地域支援者とも連携しながら、在宅で実施可能な医療を調整し、復帰を促進していく取り組みが求められます。在宅復帰支援の結果としても病床回転率を上げることができるので、病床回転率を指標として、病床を有効に活用していく意識をもつことが重要になります。

看護管理場面での実践ポイント

　病床回転率を上げていくためには、短期間に行われる治療に合わせ、必要なケアや指導をタイムリーに行っていくことが求められます。クリニカルパスを作成し、ケアや指導をもれなくできるよう入れ込んでおくとよいでしょう。

引用・参考文献

1）小宮清. 看護のための経営指標「見る・知る・活かす」使いこなし超入門：経営参画への道が拓ける !. 大阪, メディカ出版, 2014, 167p.
2）中西康裕ほか. "中堅どころ" が知っておきたい 医療現場のお金の話：イラストでわかる病院経営・医療制度のしくみ. 大阪, メディカ出版, 2019, 192p.
3）藤野みつ子. 各部署を可視化！データ活用の看護管理. 名古屋, 日総研出版, 2015, 190p.
4）小松本悟. コロナ禍で考える病床稼働率と病床利用率. 病院. 80（10）, 2021, 902-906.

入院基本料

藤田医科大学病院 副院長・統括看護部長 **眞野 惠子**
同 看護副部長 **髙井 亜希**

▶ 入院基本料を算定するためには、入院診療計画、院内感染防止対策、医療安全管理体制、褥瘡対策、栄養管理体制の基準に適合している必要がある。

▶ 届け出に必要な様式に基づいて取り組みや体制を整備し、対象となる患者に必要なことを実施できているかを常時確認することが重要となる。

入院基本料等算定に必要な5つの基準

患者が入院したときの費用は、入院基本料、入院基本料等加算、特定入院料、短期滞在手術等基本料により算定されます。まずは、入院基本料等の算定に必要な5項目の基準から説明します。

1）入院診療計画

入院の際に、医師、看護師、その他必要に応じて関係職種が共同して総合的な診療計画を策定し、患者に対して文書により病名、症状、治療計画、検査および手術内容と日程、推定される入院期間、特別な栄養管理の必要性、その他（看護計画、リハビリテーション等の計画）について、入院後7日以内に患者に説明を行います。個々の患者の病状に応じた内容であることが重要ですので、患者の病態により当初作成した入院診療計画書に変更等が生じた場合には、再度入院診療計画書を作成し、説明を行う必要があります。

2）院内感染防止対策

病院内に感染防止対策委員会が設置され、月1回程度、定期的に開催されていることが必要です。構成員は、病院長または診療所長、看護部長、薬剤部門や検査部門の責任者、事務部門の責任者、感染症対策に対して相当の経験を有する医師等の職員となります。また、各病棟の微生物学的検査に係る状況等を記した「感染情報レポート」が週1回程度作成され、十分に活用される体制であることが必要です。院内感染

防止対策としては、職員等に対して手洗いを徹底するとともに、各病室に水道または速乾式手洗い液等の消毒液設置を推進します。

≫≫ 3) 医療安全管理体制

病院内において、安全管理のための指針や院内で発生した医療事故やインシデント等の報告制度の整備、月1回程度の委員会の開催、安全管理の体制確保のための職員研修を研修計画に基づき年2回程度開催する等、医療安全管理体制が整備されていることが必要です。患者の安全を最優先に考え、その実現を目指す態度や考え方としての「安全文化」を醸成し、これを医療現場に定着させていくことが求められています。

≫≫ 4) 褥瘡対策

褥瘡対策に係る専任の医師および褥瘡看護に関する臨床経験を有する専任の看護職員から構成される褥瘡対策チームを設置し、日常生活の自立度が低い入院患者について褥瘡に関する危険因子の評価を行い、褥瘡に関する危険因子のある患者やすでに褥瘡を有する患者に、専任の医師および専任の看護職員が作成した診療計画に基づき、実施および評価を行うことが必要です。2022（令和4）年度の診療報酬改定では、患者の状態に応じて薬学的管理や栄養管理に関する事項を褥瘡対策の診療計画に記載することが追加されました（栄養管理に関する事項は栄養管理計画書をもって記載を省略することができます）。また、褥瘡対策チームによる定期的な委員会の開催および患者の状態に応じた褥瘡対策に必要な体圧分散式マットレス等を適切に選択し、使用する体制整備が求められます。

≫≫ 5) 栄養管理体制

病院内に常勤の管理栄養士が1名以上配置され、医師、看護師、その他医療従事者が共同して栄養管理を行う体制を整備し、栄養管理手順（栄養スクリーニングを含む栄養状態の評価・栄養管理計画・定期的な評価等）を作成することが必要です。入院時に患者の栄養状態を医師、看護師、管理栄養士が共同して確認し、特別な栄養管理の必要性の有無について入院診療計画書に記載していることが求められます。救急患者等、入院日に策定できない場合の栄養管理計画書は入院後7日以内に策定します。さらに、栄養管理計画書またはその写しが診療録に貼付されている、再評価を定期的

に行うなど、詳細な取り決めが多い部分でもありますので、十分に注意する必要があります。

　以上、5つの基準について述べましたが、とくに4）褥瘡対策と5）栄養管理体制は双方に関連が深いものです。4）褥瘡対策のアセスメントとして栄養状態が悪いと評価した場合は、5）栄養管理で栄養状態改善のためのアセスメントや対策が検討されている必要があります。作成する書類の整合性についても確認する必要があります。

入院基本料等に関する施設基準

　続いて、「一般病棟における入院基本料」の施設基準の要点を説明します。なお、看護師の配置基準については次の項で説明します。

》》 1）病棟の概念

　病院の各病棟における看護体制の1単位をもって「病棟」として取り扱います。1病棟当たりの病床数は、精神病棟のやむを得ない場合を除き、原則60床以下を標準とします。高層建築等で複数階（原則2つの階）や別棟の感染症病床を含めて1病棟とする場合は、サブナース・ステーションの設置や、看護要員の配置を工夫することが必要です。

》》 2）平均在院日数

　平均在院日数は病棟の種別ごとに算出しますが、病院事務部門と共同して正確な数値を把握するとよいでしょう。急性期一般入院基本料の場合、当該病棟の入院患者の平均在院日数が21日以内（急性期一般入院料1では18日以内）と定められています。詳細は厚生労働省の資料[1]や『医科点数表の解釈』[2]を参照してください。

》》 3）重症度、医療・看護必要度

　一般病棟入院基本料を算定するとして届け出た病棟の場合、すべての患者の状態を一般病棟用の重症度、医療・看護必要度ⅠまたはⅡの評価票を用いて継続的に測定し、その結果に基づいて評価を行います。評価の結果、重症度、医療・看護必要度の

割合が、届け出た入院基本料に示された基準を満たすことが必要となります。重症度、医療・看護必要度についての研修会の開催、評価内容の査定など、その実施が確認できる書類を整えておくとよいでしょう。

≫ 4）入院基本料に係る看護記録

　入院基本料の届け出を行った病棟は、看護体制1単位ごとに、以下に示す記録が必要です[3]。記録の様式や名称等は各保険医療機関が適当とする方法で差し支えないとされています。

（入院基本料に係る看護記録）

1　患者の個人記録

（1）経過記録

　個々の患者について観察した事項及び実施した看護の内容等を看護要員が記録するもの。ただし、病状安定期においては診療録の温度表等に状態の記録欄を設け、その要点を記録する程度でもよい。

（2）看護計画に関する記録

　個々の患者について、計画的に適切な看護を行うため、看護の目標、具体的な看護の方法及び評価等を記載するもの。

2　看護業務の計画に関する記録

（1）看護業務の管理に関する記録

　患者の移動、特別な問題を持つ患者の状態及び特に行われた診療等に関する概要、看護要員の勤務状況並びに勤務交代に際して申し送る必要のある事項等を各勤務帯ごとに記録するもの。

（2）看護業務の計画に関する記録

　看護要員の勤務計画及び業務分担並びに看護師、准看護師の受け持ち患者割当等について看護チームごとに掲げておくもの。看護職員を適正に配置するための患者の状態に関する評価の記録。

　入院基本料は病院が患者に提供する入院医療サービスへの基本的な対価です。各基準をすべて満たす必要があり、1項目でも基準を満たさない場合は算定できず、病院の収益に大きく影響します。基準を満たすための仕組みづくり、病院内の組織（チーム）活動の状況、安全な医療を提供するためのさまざまな体制評価について、常に看護管理者としてマネジメントすることが看護の質向上につながります。

引用・参考文献

1）厚生労働省保険局医療課. 令和4年度診療報酬改定の概要. 21.
https://www.mhlw.go.jp/content/12400000/001079187.pdf（2023年4月閲覧）
2）医科点数表の解釈：令和4年4月版. 東京, 社会保険研究所, 2022, 2128p.
3）厚生労働省. 基本診療料の施設基準等及びその届出に関する手続きの取扱いについて. 193（別紙6）.
https://www.mhlw.go.jp/content/12400000/000603890.pdf（2023年4月閲覧）
4）診療報酬算定のための施設基準等の事務手引：令和4年4月版. 東京, 社会保険研究所, 2022, 1624p.
5）厚生労働省. 令和4年度診療報酬改定説明資料等について.
https://www.mhlw.go.jp/stf/seisakunitsuite/bunya/0000196352_00008.html（2023年4月閲覧）

看護師の人員配置基準

藤田医科大学病院 副院長・統括看護部長 **眞野 惠子**
同 看護副部長 **髙井 亜希**

> **POINT**

▶ 看護職員の配置は、入院基本料や入院基本料等加算の各々の施設基準を遵守する必要がある。

▶ 安全、安心で最良の看護が提供できる看護体制の整備や、看護師の労務管理を考慮した人員配置が重要となる。

　看護師の「人員配置」とは医療の質担保を目的に、施設の規模や医療の内容に応じて定められ、その基準は、「医療法」と「診療報酬」で示されています。医療法における人員配置とは、一定水準以上の人員を確保するための「標準」を示したものであり、これを満たさなければ「医療法」に反することになります。一方、診療報酬では、医療法を踏まえ手厚い配置であれば加算され、標準を下回るようであれば減算されるなど、報酬に対する経済的評価を示したものとなります。この項を正しく理解するために、まずは用語の定義を示します。

（用語の定義）
看護職員：保健師、助産師、看護師、准看護師
看護要員：看護職員および看護補助者

入院基本料における看護職員の配置数

　病棟に配置される看護職員の数は、1勤務帯8時間・1日3勤務帯を標準として、月平均1日当たりの要件を満たすように人員を算出します。急性期一般入院基本料1（7対1）の場合、各勤務帯に従事している看護職員の1人当たりの受け持ち患者数が7人以内となるよう配置人員を算出します。次ページ**表1**に計算例を示します。

　ただし、同一の入院基本料を算定する複数の病棟では、24時間一定の範囲で病棟（看護単位）ごとに異なる看護職員数を配置（傾斜配置）することができます。ま

表1 看護職員の配置数の計算例

入院患者数50人の一般病棟で7対1入院基本料の場合
■1日看護配置数の算出式：（平均入院患者数÷配置比率）×3 （50人÷7）×3≒22人 ■1日看護配置数を満たす月延べ勤務時間数 22（人）×8時間×31日＝5,456（時間） ■月延べ勤務時間数5,456時間を満たす看護職員数の目安 ※1か月の看護職員一人当たりの勤務時間数を150時間と見込んだ場合 5,456（時間）÷150＝36.4≒37（人） よって、37人の配置が必要となる

た、1つの病棟の中でも24時間の範囲で各勤務帯において傾斜配置が可能です。傾斜配置する場合には、各病棟の入院患者の状態（重症度、医療・看護必要度等）の評価を行い、実情に合わせた適正な看護職員数が確保されていることが看護管理上、重要な点になります。たとえば、夕方に手術から帰室する患者が多い場合は、患者と職員の安全確保を目的に看護職員数を増員する必要があります。

　一方、特定入院料（救命救急入院料、特定集中治療室管理料、脳卒中ケアユニット入院医療管理料、新生児特定集中治療室管理料等）は、急性期の集中的な治療や濃厚なケアなど特定の機能または患者特性に着目して病棟単位、治療室単位あるいは患者単位で設定されています。よって、特定集中治療室管理料（ICU）の場合は、常時患者2人に1人以上の看護師が集中治療室内に勤務し、救命救急入院料の場合は、常時患者4人に対し1人以上が治療室内に勤務できる人員が必要となります。特定入院料を届け出る場合は、施設基準を確認し、基準に見合った人員配置を行うことが重要です。

看護職員数算定に含まれない人員

　入院基本料を算定する病棟の看護職員の数は、実際に入院患者の看護に当たっている看護職員の数であり、その算定に当たっては、看護部長（専ら病院全体の看護管理に従事する者）は算入しません。一方、病棟と外来勤務、手術室または中央材料室勤務等を兼務する場合は、病棟で勤務する実働時間数を算入します。また、休憩時間以外の病棟で勤務しない研修会、委員会等の時間数（控除時間）も病棟の実働時間から除きます。表1の配置人員算出例にあるように、1か月の看護職員一人当たりの勤務時間数（例：150時間）を算出するときは、予定や実績を踏まえて、次の時間数を差し引いて算出します。

図1 勤務時間と申し送り時間

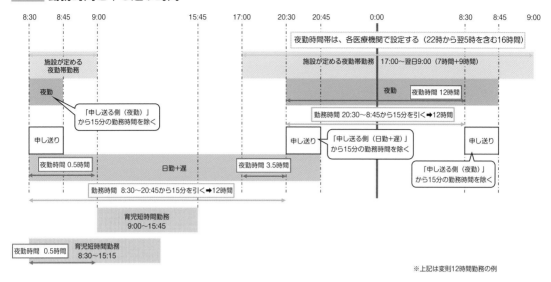

※上記は変則12時間勤務の例

（控除時間）
・勤務時間から除外する研修、会議等の時間
・長期研修等の時間
・産休、育休、介護、病気等に伴う休業や休暇
・有給休暇の取得

　院内感染防止対策委員会や安全管理のための委員会および安全管理の体制確保のための職員研修、褥瘡対策委員会に参加する時間については、病棟での勤務時間数に含むことができます。

夜間における勤務

　「夜勤」とは、各保険医療機関が定める午後10時から翌日の午前5時までの時間を含めた連続する16時間の間に勤務することです。夜勤時間帯の中で申し送りに要した時間は、申し送った看護職員の夜勤時間から除いてよいとされています（図1）。
　一般病棟、結核病棟および精神病棟では、看護職員を2人以上配置します。ただし、看護職員夜間配置加算を算定する場合は、同一の入院基本料を届けている複数の病棟においても、病床数に関わらず各病棟に3人以上の配置が必要となります。療養病棟においては、看護職員1人と看護補助者1人の計2人以上の配置でも差し支えありません。

入院基本料を算定する病棟の月平均夜勤時間数は、夜勤を行う看護職員の1人当たりの月平均夜勤時間数が72時間以下であることが求められます。算出方法は、同一の入院基本料を算定する複数の病棟全体で、1か月または4週間の夜勤時間帯に従事する看護職員の延べ夜勤時間数を、夜勤時間帯に従事した実人員で除して、平均夜勤時間数を算出します。実人員には月当たりの夜勤時間数が16時間未満の者は含みませんが、短時間正職員については月当たりの夜勤時間数12時間以上の者は含みます。また、専ら夜勤時間帯に従事する者（夜勤専従者）は、実人員数および延べ夜勤時間数には含みませんので注意が必要です。夜勤専従者については夜勤による勤務負担が過重にならないよう勤務時間を遵守する必要があります。

　このように適正な夜勤時間数を維持することは、働く看護職員の労働時間の適切性につながりますので、何人の看護職員を配置するのか、病棟の看護管理者とともに看護部（局）が十分に監視する必要があります。

入院基本料等加算を取得するための適正配置

　入院基本料等加算は、それぞれの病棟の機能を評価するために設定され、入院基本料ごとに算定できる項目が定められています。届け出た項目の施設基準の要件を満たす患者について算定されるものですが、看護職員の配置についても要件が示されているので確認が必要です。

急性期看護補助体制加算・看護職員夜間配置加算・看護補助加算

　これらは、手厚い看護補助者の配置や夜間の配置等を評価し、看護職員の負担軽減および処遇改善を目的として導入されました。2022（令和4）年度の診療報酬改定では看護補助体制充実加算が新設され、看護職員および看護補助者に対してより充実した研修を実施した場合等、急性期看護補助体制加算または看護補助加算に加算されることが示されました。

　看護補助加算は看護補助者の配置基準に応じて算定しますが、看護職員について入院基本料等の配置基準に定める必要な数を越えて配置している場合は、看護補助者とみなして計算することができます。ただし、25対1急性期看護補助体制加算は、当該加算の配置基準に必要な看護補助者の数に対するみなし看護補助者を除いた看護補

図2 25対1急性期看護補助体制加算（補助50％以上）予測と実績

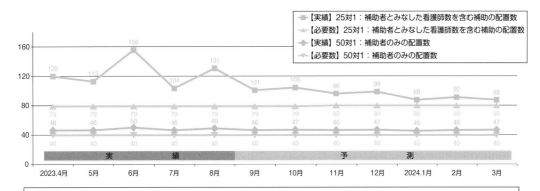

<図の見方>
25対1急性期看護補助体制加算の必要数の5割以上を診療補助（▼印の線）で満たす必要があるため、補助配置数の実績（◆印の線）はこれを上回る必要がある。みなしを含む補助配置数の実績（■印の線）は、みなしを含む補助者配置の必要数（▲印の線）以上とならなければ算定できない。年間の予測を立て、当月になる前から勤務時間数の調整を図る必要がある。

助者の比率に応じた点数となりますので、看護補助者の確保が必要となります。

　たとえば、休日が多い5月や1月はそもそも勤務可能な日数が少ないわけですから、適切に施設基準をクリアできているか、予測と実績をモニタリングしながら進めるとよいでしょう（図2）。

》》 褥瘡ハイリスク患者ケア加算

　入院基本料等加算の人員配置の一例として、褥瘡ハイリスク患者ケア加算についてとりあげます。この加算の要件では、褥瘡ケアに係る適切な研修を受けた専従の看護師等が褥瘡管理者として配置されていることとされています。適切な研修とは、国または医療関係団体等が主催する研修を指し、褥瘡管理者として業務を実施するうえで必要な褥瘡等の創傷ケア知識・技術が習得できる600時間以上の研修等、施設基準として示されているので、届け出る際には詳細を確認しましょう。このように、各種加算に必要な要件を満たすための人員配置についても検討・考慮が必要です。

看護管理場面での実践ポイント

　安全で安心な質の高い看護サービスを提供するためには、看護師の配置が重要な要因となります。看護人員を配置する際には施設基準に加えて、看護職員の働き方に影響を及ぼすさまざまな要因を経時的に把握することが重要です。1日延べ患者数、病床回転数、重症度、医療・看護必要度、超過勤務時間、有給休暇取得状況、勤務間インターバル等の変動など、看護管理者がタイムリーに情報を把握することが、患者の安全と看護師の働きやすい職場環境を整え、最良の看護力を発揮することにつながります。

引用・参考文献

1）医科点数表の解釈：令和4年4月版．東京，社会保険研究所，2022，2128p.
2）診療報酬算定のための施設基準等の事務手引：令和4年4月版．東京，社会保険研究所，2022，1624p.

病院・病床機能
特定機能病院、地域医療支援病院、地域包括ケア病棟

岩手県立大学 看護学部 教授
岡田 みずほ

POINT

▶ 医療の高度化や、少子高齢化などの社会の変化に対応した医療法改正の中で、「特定機能病院」「地域医療支援病院」「地域包括ケア病棟」が制度化された。

▶ 日本と地域の医療を守るためにも、病院機能や病床機能についての理解を深める必要がある。

　日本の医療提供体制は、国民皆保険制度と介護保険制度のもとで整備が進められてきました。一方で、日本の人口構造の変化、とりわけ超高齢化・少子化社会の中で、2040年に向けた全世代型社会保障制度の整備も進められている段階です。

　このような社会の変化とともに、医療提供のあり方も、病院完結型医療から地域完結型医療へシフトしています。さらに、労働生産人口が減少していく中で、医療費の給付と負担のバランスを図りながら、必要な医療やケアが切れ間なく提供され続ける必要があります。そのためには、限りある医療・介護資源を有効活用していく必要があり、2014年に施行された「医療介護総合確保推進法」の中で、より地域の現状に即した病床機能の再編と病床確保が求められるようになりました。

　医療提供体制の基本となる医療法は1948（昭和23）年に制定されましたが、疾病構造の変化や医療の高度化、少子高齢化などの変化に対応した改正が何度か行われてきました。ここでは、医療法改正に伴い、どのような機能を有する病院が設置されたのか、とくに特定機能病院、地域医療支援病院、地域包括ケア病棟について、どのような役割を社会から要請されているのかについてまとめます。

特定機能病院

　1992（平成4）年に実施された第2次医療法改正では、①医療提供の理念規定の整備、②高度な医療を提供する病院として特定機能病院制度の創設、療養型病床群の制度化、③広告規制の緩和と院内掲示の義務化、④医療機関の業務委託の水準確保、⑤医療法人に関する規定の整備が行われました[1]。

図1 特定機能病院制度の概要

趣　旨

医療施設機能の体系化の一環として、高度の医療の提供、高度の医療技術の開発及び高度の医療に関する研修を実施する能力等を備えた病院について、厚生労働大臣が個別に承認するもの。
※承認を受けている病院（令和4年12月1日現在）…88病院（大学病院本院79病院）

役　割

○高度の医療の提供　　　　　　　　　　○高度の医療技術の開発・評価
○高度の医療に関する研修　　　　　　　○高度な医療安全管理体制

承認要件

○高度の医療の提供、開発及び評価、並びに研修を実施する能力を有すること
○他の病院又は診療所から紹介された患者に対し、医療を提供すること（紹介率50％以上、逆紹介率40％以上）
○病床数……400床以上の病床を有することが必要
○人員配置
　・医　　師……通常の2倍程度の配置が最低基準。医師の配置基準の半数以上がいずれかの専門医。
　・薬剤師……入院患者数÷30が最低基準。（一般は入院患者数÷70）
　・看護師等…入院患者数÷2が最低基準。（一般は入院患者数÷3）
　・管理栄養士1名以上配置。
○構造設備……集中治療室、無菌病室、医薬品情報管理室が必要
○医療安全管理体制の整備
　・医療安全管理責任者の配置
　・専従の医師、薬剤師及び看護師の医療安全管理部門への配置
　・監査委員会による外部監査
　・高難度新規医療技術及び未承認新規医薬品等を用いた医療の提供の適否を決定する部門の設置
○原則定められた16の診療科を標榜していること
○査読のある雑誌に掲載された英語論文数が年70件以上あること　　等

※がん等の特定の領域に対応する特定機能病院は、診療科の標榜、紹介率・逆紹介率等について、別途、承認要件を設定。

（文献3より引用）

　第2次医療法改正で創設された特定機能病院制度では、医療施設機能の体系化の一環として、高度医療の提供、高度の医療技術の開発及び評価、医療の高度の安全の確保並びに高度の医療に関する研修を実施する機能を備え、かかる病院としてふさわしい人員配置、行動設備等を有することが求められています[2]。

　特定機能病院は、厚生労働大臣が個別に承認しますが、2022年12月時点で、88施設が承認されています。特定機能病院では、高度な医療を提供するために必要な人員配置や施設基準等が一般の病院より強化されており、さらに、高度な医療提供を行うための環境として、集中治療室、無菌病室、医薬品情報管理室が必要となります。具体的な内容を図1に示します[3]。これは、医療法第4条の2に規定されています。

　また、2019（令和元）年8月の「特定機能病院及び地域医療支援病院のあり方に関する検討会」では、特定機能病院におけるガバナンス体制の強化、高度な医療安全管理体制の確立について議論され、特定機能病院の要件が見直されました。これにより、第三者による病院の機能評価が承認要件に追加されました[4]。

地域医療支援病院

　1997（平成9年）年の第3次医療法改正では、要介護者の増大に対応するため、介護基盤の整備を図ること、地域における医療需要に対応できるよう、医療機関の機能分担や業務の連携を明確にし、医療提供体制を整備すること、患者の立場に立った医療に関する情報提供の促進を図ることなどがその目的に掲げられました。

　具体的な内容は、①医療提供にあたり、医療の担い手が適切な説明を行い、医療の受け手の理解を得るよう努める旨を規定、②診療所への療養型病床群の設置、③地域におけるかかりつけ医、歯科医などを支援し、紹介患者への医療提供、施設・設備の共同利用、救急医療の実施などを行う地域医療支援病院制度の創設、④医療計画に医療施設相互の機能分担と業務の連携を追加、⑤医療法人の附帯業務拡大、⑥療養型病床群、紹介先の病院・診療所の名称などの広告緩和などです[1]。これは、医療法第4条に規定されています。

　この第3次医療法改正で創設された地域医療支援病院制度では、患者に身近な地域で医療が提供されることが望ましいという観点から、紹介患者に対する医療提供、医療機器等の共同利用の実施等を通じて、地域医療支援病院は第一線の地域医療を担うかかりつけ医、かかりつけ歯科医等を支援する能力を備え、地域医療の確保を図る病院としてふさわしい構造設備等を有することが求められています。地域医療支援病院は、都道府県知事が個別に承認することになります。

　さらに地域医療支援病院は、地域医療のバックアップ体制を担うため、他の医療機関からの紹介患者を中心に医療を提供していること、救急医療を提供する能力を有していること、建物や設備、機器等を地域の医師等が利用できる体制であることなどが求められています。また、地域の医療従事者の資質向上のために、研修を引き受けるなど、その役割も多岐にわたっています。具体的な内容を、次ページ図2に示します[5]。

　さらに、2021（令和3）年3月30日に発出された医療法施行規則一部改正の省令では、医師の確保をとくに図るべき区域における医療の提供に関する知見を有するために、必要な経験等を有すると厚生労働大臣から認定を受けた臨床研修等修了医師による管理が必要とされている病院の範囲が、「地域医療支援病院のうち医師少数区域等所在病院等に対して医師を派遣し、又は医師の確保を特に図るべき区域における医

図2 地域医療支援病院制度の概要

趣　旨

○患者に身近な地域で医療が提供されることが望ましいという観点から、紹介患者に対する医療提供、医療機器等の共同利用の実施等を行い、かかりつけ医等への支援を通じて地域医療の確保を図る病院として、平成9年の医療法改正において創設（都道府県知事が個別に承認）。

※承認を受けている病院（令和4年9月現在）…685

主な機能

○紹介患者に対する医療の提供（かかりつけ医等への患者の逆紹介も含む）
○医療機器の共同利用の実施
○救急医療の提供
○地域の医療従事者に対する研修の実施

承認要件

○開設主体：原則として国、都道府県、市町村、社会医療法人、医療法人　等
○紹介患者中心の医療を提供していること。具体的には、次のいずれかの場合に該当すること。
　ア）紹介率が80％以上であること
　イ）紹介率が65％以上であり、かつ、逆紹介率が40％以上であること
　ウ）紹介率が50％以上であり、かつ、逆紹介率が70％以上であること
○救急医療を提供する能力を有すること
○建物、設備、機器等を地域の医師等が利用できる体制を確保していること
○地域医療従事者に対する研修を行っていること
○原則として200床以上の病床、及び地域医療支援病院としてふさわしい施設を有すること　等

（文献5より引用）

療の質の向上若しくはその環境の整備に資する事業を行う病院」から「全ての地域医療支援病院」に拡大されています[6]（則第7条の2関係）。

地域包括ケア病棟

　前身は、2004（平成16）年度診療報酬改定で創設された亜急性期入院医療管理料であり、現在と同様、急性期治療を経過した患者、在宅・介護施設等からの患者であって症状の急性増悪した患者などに対して、在宅復帰支援機能を有し、効率的かつ密度の高い医療を提供する病室に対しての評価でした。

　2014（平成26）年度診療報酬改定において、地域包括ケアシステムの構築を目指し、医療機関の機能分化を推進する目的で、特定入院料の中に「地域包括ケア病棟入院料」が新設されました。地域包括ケア病棟入院料を算定する病棟または病室は、①急性期治療を経過した患者及び②在宅において療養を行っている患者等の受け入れ並びに③患者の在宅復帰支援等を行う機能を有していること、地域包括ケアシステムを支える役割を担うことが求められています。

　2022（令和4）年度診療報酬改定では、入院料算定に係る施設基準の要件が厳格化され、上記3つの機能をまんべんなく発揮できるような取り組みを求めるように見直

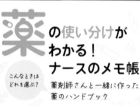
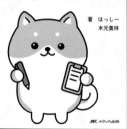

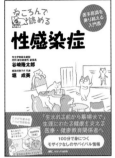

新刊 感染症・感染管理

苦手意識を乗り越える入門書
ねころんで読める
性感染症

予防教育から診療まで、
モザイクなしで学べる1冊!

■ 谷崎 隆太郎／堀 成美 著

●定価2,200円(本体+税10%) ●A5判 ●168頁 ●ISBN978-4-8404-8214-1

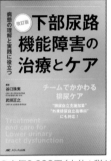

新刊 泌尿器

病態の理解と実践に役立つ
改訂版
下部尿路機能障害の治療とケア

排尿ケアの最新の
専門的知識と技術が身につく!

■ 谷口 珠実／武田 正之 編著

●定価6,600円(本体+税10%) ●B5判 ●336頁 ●ISBN978-4-8404-8216-5

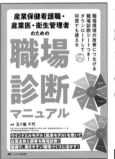

新刊 地域看護・在宅看護

職場環境の改善につなげる職場診断シートつき
ダウンロードして何度でも使える
産業保健看護職・産業医・衛生管理者
のための職場診断マニュアル

職場が具体的に
分析できる&変えていける!

■ 五十嵐 千代 編著

●定価4,620円(本体+税10%) ●B5判 ●200頁 ●ISBN978-4-8404-8208-0

図3 地域包括ケア病棟入院科に係る施設基準

	入院料1	管理料1	入院料2	管理料2	入院料3	管理料3	入院料4	管理料4
看護職員	13対1以上（7割以上が看護師）							
リハビリ専門職	病棟又は病室を有する病棟に常勤の理学療法士、作業療法士又は言語聴覚士を1名以上配置							
リハビリテーション実施	リハビリテーションを提供する患者については1日平均2単位以上提供していること							
意思決定支援の指針	適切な意思決定支援に係る指針を定めていること							
救急の実施	一般病床において届け出る場合には、第二次救急医療機関又は救急病院等を定める省令に基づき認定された救急病院であること（ただし、200床未満の場合は救急外来を設置していること又は24時間の救急医療提供を行っていることで要件を満たす。）							
届出単位	病棟	病室	病棟	病室	病棟	病室	病棟	病室
許可病床数200床未満	○	—	○		○		—	○
室面積	6.4平方メートル以上				—			
重症患者割合	重症度、医療・看護必要度Ⅰ 12%以上 又は 重症度、医療・看護必要度Ⅱ 8%以上							
自院の一般病棟から転棟した患者割合	—	6割未満（許可病床数200床以上の場合）（満たさない場合85／100に減算）	—				6割未満（許可病床数200床以上の場合）（満たさない場合85／100に減算）	—
自宅等から入棟した患者割合	2割以上（管理料の場合、10床未満は3月で8人以上）		いずれか1つ以上（満たさない場合90／100に減算）（「在宅医療等の実績」については6つのうち1つ以上を満たせばよい）		2割以上（管理料の場合、10床未満は3月で8人以上）		いずれか1つ以上（満たさない場合90／100に減算）（「在宅医療等の実績」については6つのうち1つ以上を満たせばよい）	
自宅等からの緊急患者の受入	3月で9人以上				3月で9人以上			
在宅医療等の実績	○（2つ以上）				○（2つ以上）			
在宅復帰率	7割2分5厘以上				7割以上（満たさない場合90／100に減算）			
入退院支援部門等	入退院支援及び地域連携業務を担う部門が設置されていること 入院料及び管理料の1・2については入退院支援加算1を届け出ていること（許可病床数100床以上の場合）（満たさない場合90／100に減算）							
点数（生活療養）	2,809点（2,794点）		2,620点（2,605点）		2,285点（2,270点）		2,076点（2,060点）	

・療養病床については95／100の点数を算定する。ただし、救急告示あり／自宅等から入棟した患者割合が6割以上／自宅等からの緊急患者受け入れ3月で30人以上のいずれかを満たす場合は100／100

（文献8より引用）

されています[7]。

　地域包括ケア病棟の対象患者は、急性期治療を経過した患者と在宅で療養を行っている患者（緊急・予定入院）です。入院料算定の要件として、在宅療養支援病院・在宅療養後方支援病院（年3件以上）、同一敷地内の訪問看護ステーションのいずれかを満たす、データ提出加算の届出、入退院支援および地域連携業務を担う部門の設置、患者の入棟時に測定したADLスコアの結果などを参考に、疾患別リハビリテーション治療の必要性を判断し、結果について診療録に記載して患者・家族に説明、適切な意思決定支援に関する指針の策定、が求められています。図3に地域包括ケア病棟入院料に係る施設基準を示します[8]。

＊

　重要なことは、それぞれの役割を双方の医療機関に勤務する医療者が理解し、どのように連携していけば日本の、地域の医療を守ることにつながるかを考えていくことです。そのためにも、病院機能や病床機能についてより理解を深める努力を続けていただきたいと思います。

> ## 看護管理場面での実践ポイント
>
> 　医療提供体制は、時代により、そのときの社会の実情を反映し、変化していきます。看護管理者として、社会情勢に関心をもつとともに、それらが医療にどのような影響を及ぼし、医療現場にどのように変化をもたらすか、敏感にキャッチしていきましょう。

引用・参考文献

1) 田中幸子. "第Ⅲ章2 現代法制度と看護管理―医療提供関連法規". 看護管理学. 改訂第2版：自律し協働する専門職の看護マネジメントスキル.（看護学テキストNiCE）東京, 南江堂, 2018, 230-231.
2) 厚生労働省. 医療法の一部を改正する法律の一部の施行について.
https://www.mhlw.go.jp/content/10800000/000833195.pdf（2023年4月閲覧）
3) 厚生労働省. 特定機能病院制度の概要.
https://www.mhlw.go.jp/content/10800000/001018535.pdf（2023年4月閲覧）
4) 厚生労働省. 特定機能病院及び地域医療支援病院の見直しに関する議論の整理.
https://www.mhlw.go.jp/content/10800000/000547459.pdf（2023年4月閲覧）
5) 厚生労働省. 地域医療支援病院制度の概要.
https://www.mhlw.go.jp/content/10800000/000902407.pdf（2023年4月閲覧）
6) 厚生労働省. 医療法施行規則の一部を改正する省令の施行等について.
https://www.city.itabashi.tokyo.jp/_res/projects/default_project/_page_/001/021/976/1-3/20210330.pdf（2023年4月閲覧）
7) 石川陽子. "第1章9 診療報酬上の入院看護の評価の歴史". 令和4年度改定対応　診療報酬・介護報酬のしくみと考え方. 第6版：改定の意図を知り看護管理に活かす. 東京, 日本看護協会出版会, 2022, 64-65.
8) 厚生労働省. 令和4年度診療報酬改定の概要. 48.
https://www.mhlw.go.jp/content/12400000/001079187.pdf（2023年4月閲覧）

病床再編

岩手県立大学 看護学部 教授

岡田 みずほ

POINT

▶ 2025 年の医療需要と病床の必要量を推計し、策定された「地域医療構想」のもと、「選択と集中」の病床再編が進められている。

▶ こうした状況下で、さまざまな経営指標を活用しながら病床を有効活用し、病院経営に貢献できる看護管理者が求められている。

今後の人口減少・高齢化に伴う医療ニーズの変化や労働人口減少を見すえて策定された「地域医療構想」では、2025 年までに都道府県ごとに整備を進めていくことが求められています。病棟単位で行われる病床機能報告は、今後の医療提供体制を整備していくうえでも大変重要ですが、現在進められている病床再編は、医療現場にどのような影響を与えているのでしょうか。ここでは、経営的視点から理解し、看護管理者が実践できることについて考えていきたいと思います。そのために、まず医療制度の成り立ちから理解していきましょう。

日本の医療制度改革

日本の医療保険制度は、1922（大正 11）年に制定された健康保険法に始まります。第二次世界大戦をはさんで、1961（昭和 36）年に国民皆保険制度が適用され、現在の医療保険制度の基盤ができ上がりました。

その後、医療の進歩とともに平均寿命が延伸し、医療機関を利用する割合が高い高齢者の入院が増加したことにより、日本の健康保険財政がひっ迫していくことになりました。日本の国民医療費の財源は、公費負担、保険料、患者負担で構成されていますが、日本の医療制度の特徴である医療機関へのフリーアクセスと高齢者の増加が、公費負担の部分を圧迫するようになったのです。

そこで、急性期病院では、入院期間中に提供される手術、処置、化学療法などの「診療行為」の組み合わせにより、1 日当たりの点数が定められた「診断群分類別包括支払い方式（DPC/PDPS）」が導入されました。さらに DPC では、在院日数の期間

に応じて1日当たりの点数設定が段階的に漸減（ぜんげん）されるようになっており、これにより在院日数短縮が誘導されてきたのです。

地域医療構想による病床再編

さらに、2006（平成18）年の医療制度構造改革を経た2008（平成20）年、社会保障国民会議の最終報告で、長期的な社会保障の基本的姿勢が示されました。その中で、医療・介護については「選択と集中」の考え方に基づき、病床機能の効率化・高度化、地域における医療機能のネットワーク化、医療・介護を通じた専門職種間の機能・役割分担の見直しと協働体制の構築等についての基本的な考え方が出されました。またこのとき、はじめて「2025年問題」がクローズアップされ、その後「持続可能な社会保障制度の確立を図るための改革の推進に関する法律」が2013（平成25）年に成立する流れとなります。これに続き、2014（平成26）年に2025年問題へ対応するべく、「地域における医療及び介護の総合的な確保を推進するための関係法律の整備等に関する法律（医療介護総合確保推進法）」が施行され[1]、これにより「地域医療構想」が制度化されました。

地域医療構想は、「持続可能な社会保障制度の確立を図るための改革の推進に関する法律」に基づく措置として、効率的かつ質の高い医療提供体制を構築するとともに、地域包括ケアシステムを構築することを通じ、地域における医療及び介護の総合的な確保を推進するため、医療法、介護保険法等の関係法律を整備することを目的としています。

その具体的内容は、①新たな基金の創設と医療・介護の連携強化（地域介護施設整備促進法等関係）、②地域における効率的かつ効果的な医療提供体制の確保（医療法関係）、③地域包括ケアシステムの構築と費用負担の公平化（介護保険法関係）など多岐にわたっています[2]。

また、2025年に向けて病床の機能分化・連携を進めていくため、医療機能ごとに2025年の医療需要と病床の必要量を都道府県ごとに策定することになりました。現在は、二次医療圏単位での策定が原則となっています。そのため、医療機関（有床診療所を含む）はそれぞれが有する病床の機能を高度急性期、急性期、回復期、慢性期の4つの区分に分けて病棟単位で報告する制度（病床機能報告制度）が実施されてい

図1 地域医療構想に関する主な経緯や都道府県の責務の明確化等に係る取り組み・支援等

年度	主な経緯	制度改正等	財政支援等
～H28	病床機能報告の開始 全都道府県で地域医療構想を策定	○医療法改正（H26年公布） ・地域医療構想、病床機能報告制度の創設	○地域医療介護総合確保基金の創設 ・地域医療構想の達成に向けた医療機関の施設又は設備の整備に関する事業
H29 H30	公立・公的医療機関において、先行して対応方針の策定	○通知：地域医療構想の進め方について	
		○医療法改正(地域医療構想の実現のため知事権限の追加) ・新たな医療機関の開設等の許可申請への対応（将来の病床の必要量を超える場合の対応） ○通知：地域医療構想調整会議の活性化に向けた方策 ・都道府県単位の地域医療構想調整会議、都道府県主催研修会、地域医療構想アドバイザーの設置等 ○通知：地域の実情に応じた定量的な基準の導入 ・定量的基準の導入	
R1	公立・公的医療機関等の具体的対応方針の再検証	○通知：公立・公的医療機関等の具体的対応方針の再検証等について ・具体的対応方針の再検証等の実施	
R2			○病床機能再編支援事業の開始 ○重点支援区域の開始
R3			○医療介護総合確保法改正 ・再編計画の認定制度創設 ・病床機能再編支援事業基金化
R4	医療機関の対応方針の策定や検証・見直し	○通知：地域医療構想の進め方について ・対応方針の策定や検証・見直しの実施 ・検討状況の定期的な公表	

（文献3より一部抜粋）

図2 2020年度病床機能報告と2025年見込み

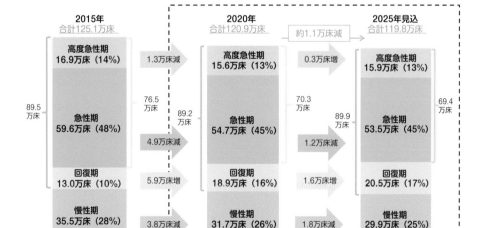

（文献4より一部抜粋）

ます。これまでの取り組みを 図1 に示します [3]。

　このような取り組みを受けて、2020年の病床機能報告では、2015年に全体で125.1万床だったものが、120.9万床と約4万床減少しています。内訳は、高度急性

期機能で 1.3 万床減、急性期機能で 4.9 万床減、慢性期機能で 3.8 万床減ですが、一方で回復期機能のみ 5.9 万床の増加を示しています[4]。厚生労働省の 2025 年見込みでは、全体で 1.1 万床が減少する中で、回復期機能は 1.6 万床増加を見込んでおり（前ページ図 2）、今後大幅な病床再編や病床機能の変更が生じることは明らかです。

このように、「選択と集中」が加速する中で、効率的かつ質の高い医療提供体制を構築することが求められており、とくに高度急性期機能や急性期機能の病床における在院日数の短縮は、顕著になることが推察されます。

病床の有効活用

前述のような施策誘導のもと、多くの医療機関で在院日数の短縮が発生していると考えられますが、これにより、どのような影響が生じるでしょうか。

たとえば、平均在院日数が 30 日から 15 日に短縮した場合を比較すると、単純に入院できる患者数は 2 倍になります。在院日数が短縮し、その都度、患者がコンスタントに入院できると、1 ベッド当たりの入院収益は増加します。したがって、各医療機関の経営部門は、保有する病床をできる限り有効に活用することを考えなければいけません。

病床を有効活用するときに用いられる指標が、病床利用率、病床稼働率、平均在院日数、病床回転率です[5]。（詳細は「病床稼働率」「病床回転率」の項を参照）

こうした指標を用いて病床を有効活用していくことは、その病棟を預かる看護管理者の腕にかかっているともいえるでしょう。注意したいのは、単に空床をつくらないことではなく、計画的に入院できる体制をつくることが重要だということです。そのためには、計画された退院が不可欠であり、入院と退院を計画的に実施できる病床コントロールができることが何より重要となります。

病院経営に貢献するために

安定した病院経営には、高い病床利用率・稼働率が求められますが、それ以外に、患者 1 人 1 日当たりの入院収益（入院単価）も重要となります。患者 1 人 1 日当たりの入院収益は、次のような計算式で求めることができます（単位：円）。

図3 入院収益の概要

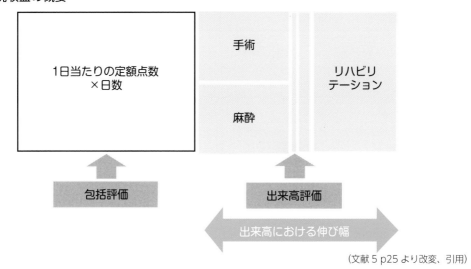

（文献5 p25 より改変、引用）

図4 収益と費用と利益の関係

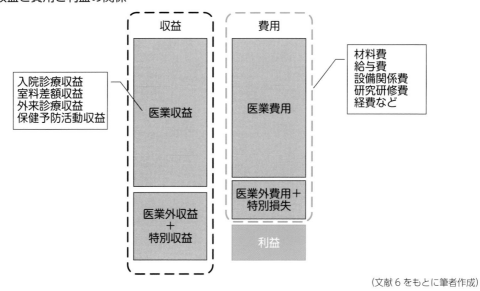

（文献6 をもとに筆者作成）

患者1人1日当たりの入院収益＝入院収益÷（在院患者延べ数＋退院患者数）

　限られた病床の中で入院収益を上げるには、入院単価を上げる必要があります。先に述べたように、急性期病院では、DPCを導入しており、診断群分類ごとに1日当たりの包括評価部分の点数は決まっています。そのため、出来高払いの部分にあたる手術やリハビリテーションなどを必要に応じて確実に実施していくことが何よりも重要になります（図3）[5]。

　ここでさらに、より広い視点で病院の経営を考えていきましょう。

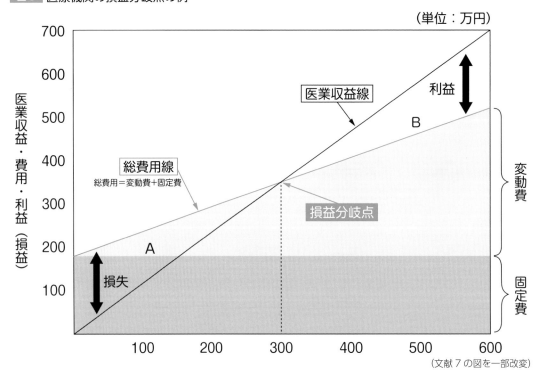

図5 医療機関の損益分岐点の例

（単位：万円）

病院の財務分析を行ううえでは、貸借対照表や損益計算書などのデータが重要となります。貸借対照表が決算日一時点の数値を表すのに対して、損益計算書は1年間のトータルの数字を表します。病院の収益には、医業収益、医業外収益、特別収益があります。医業収益には入院診療収益、室料差額収益、外来診療収益、保健予防活動収益などが含まれています。一方、費用には医業費用、医業外費用、特別損失があり、医業費用には、材料費、給与費、設備関係費、研究研修費、経費などが含まれています（前ページ図4）[6]。

病院の収益状況を見るための指標として、医業収支率があります。医業収支率は、医業費用（給与費、材料費、経費など）が、医業収益（入院・外来診療収益など）によって、どの程度賄われているかを示すものです。以下が計算式です（単位：%）。

医業収支率＝医業収益÷医業費用×100

医業収支率は本来100%以上になることが望ましく、100%を切ると収支が均衡しておらず赤字の状態であることが考えられますので、この数値に着目しましょう。

さらに、費用には薬品費や材料費、検査委託費など医業収益（医療サービスの提供

量）の変化に応じて変動する「変動費」と、給与費や設備関係費、賃借料などのように、医業収益に関係なく固定して必要となる「固定費」があります。

　変動費と固定費、医療収益の関係を図5に示します。Aの部分は、総費用のほうが医業収益を上回っており、この状態では赤字となります。しかし、ある一点（損益分岐点）を超えると、Bの部分のように医業収益が総費用を上回るため黒字に転じます。このような「損益と利益が分岐する点」がどのあたりに発生するのかを計算してみることで、医業収益をどの程度に上げていく必要があるか、医業費用のどの部分を削減することができれば黒字に転じるのかを検討することができます。

看護管理場面での実践ポイント

　これからの時代、さまざまな経営指標を上手に活用しながら、自分が管理する部署を可視化していける看護管理者が求められています。ぜひ病院経営を支えられる看護管理者として、さまざまな経営指標を活用いただきたいと思います。

引用・参考文献

1) 尾形裕也. 看護管理者のための医療経営学. 第3版：働き方改革と医療機関の健康経営. 東京, 日本看護協会出版会, 2021, 40-46.
2) 尾形裕也. "第1章 論点2：21世紀福祉ビジョンを巡って". 看護管理学習テキスト. 第3版：第1巻 ヘルスケアシステム論 2022年版. 東京, 日本看護協会出版会, 2022, 18.
3) 厚生労働省. 地域医療構想の推進について（第93回社会保障審議会医療部会資料）. 4.
https://www.mhlw.go.jp/content/12601000/001016976.pdf（2023年4月閲覧）
4) 厚生労働省. 地域医療構想、医療計画について（令和3年度第2回医療政策研修会及び地域医療構想アドバイザー会議資料）. 23.
https://www.mhlw.go.jp/content/10800000/000884775.pdf（2023年4月閲覧）
5) 工藤潤編著. "数字に強い看護師長を目指す！病棟経営入門：経営指標の見方・生かし方, Part2 経営指標事典. 看護展望. 44 (4), 2019, 14-32.
6) 横沢俊一. "第3章 論点3：経営の成績表である「財務諸表」". 看護管理学習テキスト. 第3版：第5巻 経営資源管理論 2022年版. 東京, 日本看護協会出版会, 2022, 72-73.
7) 宇都由美子. ヒト・モノ・カネの問題を解決！データ分析・活用入門：データを制する看護管理者は病棟運営を制する. 大阪, メディカ出版, 2021, 19.

1on1ミーティング

社会医療法人美杉会グループ 理事・特任総看護部長 兼 看護部教育部長
髙須 久美子

POINT

▶ 面接技法の1つである1on1ミーティングは、人材育成を主な目的とし、上司と部下が定期的に1対1で行う面談や対話のことである。

▶ 部下の成長機会ととらえて行うことで、相互理解が深まり、エンゲージメント向上にも有効となる。

　看護管理者として部下（スタッフ）とのコミュニケーションはとても大切な管理業務の1つです。一般に看護管理者は、目標面接や評価面接といった場面でのコミュニケーションは積極的に行っています。しかし、スタッフの個人的なことや、成長に結びつくような個人面談となると、「時間がとれない」などの理由で後回しになっているケースも多いのではないでしょうか。そこで、短時間でも継続することで効果が出て、一般企業でも積極的に行われている「1on1ミーティング」をご紹介します。

1on1ミーティングが求められる背景

　1on1ミーティングは、人材育成を目的として上司と部下が定期的に1対1で行う面談や対話のことです。さまざまな一般企業が積極的に取り入れており、業績が上がるなどの成果を出している企業もあります。

　企業で1on1ミーティングが進められている背景には、大きく2つの理由があります。1つはVUCA（ブーカ）時代を乗り切ることです。現代社会は「予測不能な状態」すなわちVUCAの時代だと言われています。VUCAとは「Volatility：変動性」「Uncertainty：不確実性」「Complexity：複雑性」「Ambiguity：曖昧性」という、4つの単語の頭文字から取られた造語で、「ビジネス環境や市場、組織、個人などあらゆるものを取り巻く環境が変化し、将来の予測が困難になっている状況を意味」[1]しています。コロナ禍で、医療の世界も一般企業と同じように予測不能な事態が多発しています。だからこそ、組織を強靭なものへと変化させていくために、1on1ミーティングに取り組む必要があります。

　２つ目の理由は、労働人口の減少による人手不足です。人材の確保・定着を目指すには、働きやすい職場環境の構築および離職防止が重要となります。離職を防ぐためにはしっかりと部下の話を聞くこと、そして早めに不平や不満を察知するとともに、解消できる手立てを考えて改善していくことが重要です。そのために、エンゲージメントを高める効果がある「1on1 ミーティング」が必要とされているのです。筆者が所属するグループでも、看護師長が積極的に取り組んでくれたおかげで、何人ものスタッフが離職を思いとどまってくれたという成果が出ています。

1on1 ミーティングは「部下育成の時間」

　1on1 ミーティングは、「部下育成の時間」と位置づけて行うことが重要です。そして対話の終了時には、部下が「話してよかった」と思えることが何より大切です。

　当グループでは、2022 年度の看護管理者研修で「人的資源管理としての 1on1 ミーティング」を紹介し、１年間かけてじっくり取り組んできました。これまでも師長がこまめに部下に話しかけてくれている姿は見てきたのですが、1on1 ミーティングを意識したものではありませんでした。「スタッフの話を１時間も聞いた」という看護師長もいましたが、部下は「確かに１時間も話しましたが、半分以上は師長さんの話で、私の話はほとんど聞いてもらえませんでした」などと言われることもありました。これでは「話してよかった」どころか、かえってお互いが疲弊してしまいます。

　1on1 ミーティングで重要なのは「対話」であり、しっかり話の内容に耳を傾け、その奥にある思いや価値観に意識を向けていくこと。そして、その先にある未来（あるべき姿）を明確にすることで、部下の成長促進につながります。あるべき姿が明確になり、スタッフが目標を見出すことができれば、職場の雰囲気も変わっていきます。

　また、1on1 ミーティングは次項で解説する心理的安全性の向上にも有効です。「あなたは部下のことをどのくらい知っていますか」と問われて、どれだけの人が即答できるでしょうか。目標面接などを通して仕事に関する話はよく聞いていたとしても、スタッフ一人ひとりの趣味や家庭の状況などは詳しく知らない人も多いと思います。それが看護管理にどう関係があるのかと思われるかもしれません。しかし、何気ない会話を通してスタッフは「相談してもいいんだ」「ちゃんと聞いてもらえる」「私はここで必要とされている」と思うことができ、心理的安全性が高まっていくのです。

1on1 ミーティングの進め方とポイント

1on1 ミーティングの進め方

①テーマを決める

部下が決める場合もあれば、管理者から提案する場合もある。日頃からテーマをリストアップしておくと、急に時間が空いたときにも対応できる。

②事前準備

上司、部下ともに「どのような内容を伝えるか、聞くか」を決めておく。

③1on1 ミーティングの実施

短時間（15 分から 30 分程度）でよいので、聞くことに集中する。

学びや成長につながるような、建設的な会話を心がける。

④今後の計画立案と振り返り

ミーティングの最後に、その日に話した内容の振り返りと、次回につながる目標やテーマを明確化する。

　1on1 ミーティングは、「A さん、ちょっと話聞こうか」と気軽に声をかけて、すぐに始めることができます。重要なのは話の長さではなく、どれだけしっかり聞けるかです。あらかじめテーマを決め、事前準備もしておけば、短時間でも効果的に対話ができます。実施場所は会議室や食堂の一角、休憩室など、どこでも構いません。肩の力を抜いて話しやすい雰囲気をつくることが大切です。

　終盤には振り返りも行い、次回につなげられるようにしましょう。次回のテーマ設定まで行えると、さらに時間を有効活用できます。これを週 1 回、月 1 回など定期的に実施することで、信頼関係の構築ができ、心理的安全性も高まるでしょう。

　実施の際に意識するべきポイントを、表 1 にまとめました。

≫ 1on1 ミーティングのテーマ選定

　当グループで取り組みを始めた頃の師長たちの課題が、ミーティングのテーマの選定でした。話す時間が短いため、多岐にわたる項目から選ぶのが難しいと感じるのでしょう。しかし、回を重ねるごとにスムーズにできるようになっていきました。現在では、仕事のこと以外に、育児や介護、資格取得についてなど多岐にわたるテーマ

表1 1on1ミーティングの実施ポイント

・話す内容や対象によって「カウンセリング」「コーチング」「ティーチング」を使い分ける
・「しっかり聞く」ことで「この人なら話しても大丈夫」という信頼を構築する
・原則、聞いた内容は他言せず守秘義務を守る
・テーマを決めて話すことで目的を明確化し、共有する
・短時間でもよいので定期的に継続して実施する
・偏りなくスタッフみんなに声がかけられるよう配慮する
・勘や経験に頼らずに、面接シートなどを活用し可視化する

表2 1on1ミーティングのテーマ例

業務に関する相談	メンタル面の把握	プライベートも含めた相互理解
・勤務シフト関係 　（休息が取れているかなど） ・チームや組織について ・業務の可視化について ・困難事例対応とその後について ・苦情対応についての相談 ・スタッフ間の人間関係 ・進学について ・離職相談 ・異動相談 ・医師を含む他職種との関係について ・タスクシフト／シェアについて	・メンタル面の調子 　（休息、睡眠、食欲） ・困ったこと・ストレスに感じたこと ・感染や感染症の情報に関すること ・日常生活に関すること ・医療・福祉、仕事に関すること ・家族などに関すること	・プライベートな喜びごと 　（結婚、出産、孫の誕生、子どもの進学） ・家庭内の問題 　（育児、不登校、離婚問題、介護問題） ・自己研鑽 　（研修のこと、資格取得、認定看護師や特定看護師等） ・将来、目指したいもの ・その他秘匿事項など

を、ときにはコーチングを使い、部下がもっている答えを導き出すなど、うまく対応している様子が見られます。

　実際に師長が行った1on1ミーティングのテーマを、アンケートをもとに表2にまとめました。さまざまなテーマが挙がっていますが、1回のミーティングでは1～2テーマに絞って話を聞くことをおすすめします。

≫ 「結論を急がない」姿勢が大事

　1on1ミーティングを導入して間もないころの看護師長の多くは、「毎日、顔を会わせて会話しているつもりだったが、意外と知らないことが多かったと気づかされた」という感想を抱いていました。継続することによって知らなかった部下の一面が見えてくると、「もっと深く知りたい」という意識が高まります。部下のほうも「もっと聞いてもらいたい」という思いが芽生え、話しやすい雰囲気が広がります。これが職場環境の改善へとつながり、心理的安全性の担保へとつながっていきます。

　注意点は、結論を急がないことです。「しっかり聞く」ことが重要なので、話の途

中で答えをすべて教えてしまったり、業務指示を出して終わりにしてしまうことは避けましょう。また、話を聞きすぎて、師長がすべて抱え込んでしまうのも避けたいところです。そのためにも、副看護部長や看護部長も1on1ミーティングを実施することをおすすめします。限られた部署だけでなく、組織全体で行われるようになれば、きっと素敵な職場になっていくと思います。

看護管理場面での実践ポイント

多岐にわたるテーマの中からポイントを絞り、1on1ミーティングが効果的に運用できるよう日頃から意識して実践することが大事です。継続することで短時間でも十分話を聞くことができるようになります。こまめな声かけは「部下の成長のための時間」となり、離職防止や業務改善にもつながります。まずは気軽に声をかけることから始めてみてはいかがでしょうか。

引用・参考文献

1）d's JOURNAL. VUCA の時代で何が変わる？取り残されないための4つのスキルとは. https://www.dodadsj.com/content/201222_vuca/（2023年4月閲覧）
2）原田将嗣ほか. 最高のチームはみんな使っている 心理的安全性をつくる言葉55. 東京, 飛鳥新社, 2022, 306p.
3）経済産業省. 健康経営. https://www.meti.go.jp/policy/mono_info_service/healthcare/kenko_keiei.html（2023年4月閲覧）
4）厚生労働省. 職場における心の健康づくり：労働者の心の健康の保持増進のための指針. https://www.mhlw.go.jp/content/000560416.pdf（2023年4月閲覧）
5）HR NOTE. 1on1 ミーティング実施企業7社：ヤフー、クックパッド、スペースマーケット、グリーなど. https://hrnote.jp/contents/b-contents-6540/（2023年4月閲覧）
6）髙須久美子ほか. 本音の対話を引き出す！スタッフが変わる・組織が変わる面談技法. ナーシングビジネス. 17(2), 2023, 127-139.
7）わくわく T-PEC. 健康経営に役立つ1on1ミーティングの進め方とポイントを紹介. https://t-pec.jp/work-work/article/276（2023年4月閲覧）

心理的安全性

社会医療法人美杉会グループ 理事・特任総看護部長 兼 看護部教育部長
髙須 久美子

POINT

▸ 心理的安全性（psychological safety）とは、組織の中で安心して発言や行動ができ、拒絶されたり罰せられたりしないと確信できる状態・環境のこと。

▸ 心理的安全性を高めることで、チームの生産性が上がり、メンバーの関係性もよくなり、離職防止にもつながる。

　「心理的安全性」とは、組織行動学を研究するエイミー・C・エドモンドソンが1999年に提唱した心理学用語で、「チームの他のメンバーが自分の発言を拒絶したり、罰したりしないと確信できる状態」と定義されています[1]。Googleが実際にプロジェクトとして取り組み、「生産性が高いチームは心理的安全性が高い」との研究結果を発表しました。自分の考えや気持ちを誰に対しても安心して発言できることは、風通しのよい職場風土につながり、生産性も上がり、メンバー同士の関係性もよくなることから、離職防止にもつながります。「このチームの中では、メンバーの発言や指摘によって人間関係の悪化を招くことがないという安心感が共有されている」[1]ことが重要なポイントとなります。

　心理的安全性の高い職場環境なら「質問やアイデアを提案しても受け入れてもらえる」と信じることができ、看護に関する提案や業務改善など、自分の考えを臆せず発言することができます。たとえば、1on1ミーティングなどで、さまざまなことをオープンに話し合える雰囲気がある組織は、心理的安全性が高いといえます。また、組織全体の心理的安全性を高めることで、チームや個人の学習が促進され、成長や改革にもつながっていきます。メリットをまとめると**表1**のようになります。

表1 心理的安全性がもたらすメリット

・パフォーマンスが向上または期待でき、業績や成果につながる
・コミュニケーションが活発になり、風通しがよくなる
・スムーズな情報交換ができるようになる
・エンゲージメントが高まる
・責任感や関心が芽生えやすい

（文献1をもとに筆者作成）

組織における心理的安全性

　一般企業や病院でのリスクマネジメントでは、事故が起こったときにすみやかな報告・相談ができることや、「おかしいと思ったときにおかしいと言える」ことが重要となります。過剰な権威勾配やパワーハラスメントなど、上司に何らかの問題があるような部署では、部下が率直に考えを述べることができず、大きなミスが起こってしまう可能性もあります。

　Google、メルカリ、ZOZO、楽天などの成功している企業組織の共通点として、組織文化のよさが挙げられます。Googleや楽天グループは、積極的に1on1ミーティングに取り組んでいます。メルカリでは「mertip（メルチップ）」という、従業員がお互いに褒め合い、インセンティブとして一定額を贈り合える仕組み（ピアボーナス制度）を導入することで、日頃見落とされがちな出来事を見つけて感謝し合う風土をつくっています。ZOZOでは、LGBTQに関する正しい知識の習得を通して、性的マイノリティが働きやすい環境を整備しています。どの企業も、心理的安全性を高める職場づくりに取り組んでいるのです[2] [3]。

　医療現場では、心理的安全性が意識される以前から、「コミュニケーションエラーが医療事故につながる」との認識から、安全文化の醸成に取り組んできました。心理的安全性の効果が注目されるようになった現在は、医療安全にとどまらず組織全体として取り組むところが増えています。筆者が所属するグループも、看護部が1on1ミーティングに取り組んでいます。また、ある病院では、事務部門が中心となり、コミュニケーションスキルの1つ「コーチング」を活用し、「変革できる病院組織」を掲げて働き方改革に取り組むなど、さまざまな取り組みが行われています[4]。

心理的安全性を高める因子

　心理的安全性が確保されたチームは、目指すべきゴールや成果のために「健全な意見の衝突」[5]を行います。言いたいことが言えるといっても、文句や悪口ではなく、あくまでも建設的な意見の交換です。また「お友達ごっこ」のような、なれ合いの職場を意味しているのでもありません。

　日本の組織では、「話しやすさ」「助け合い」「挑戦」「新奇歓迎」という4つの因子

が心理的安全性を高めているとの調査結果があります[6]。それぞれの因子を強める言葉を適切に使えば、チームの心理的安全性を高めることができます。

≫ 心理的安全性を高める4つの因子

①「話しやすさ」因子

　さまざまな情報を臆せず共有できること。この因子があるチームでは、言いにくいことでも、大切なことであれば臆することなく発言し、共有されます。

②「助け合い」因子

　お互いに助け合える環境のこと。上司やリーダー、同僚と気軽に相談ができ、ミスやトラブルの解決・改善に向けて建設的な対話ができる状態です。

③「挑戦」因子

　結果にかかわらず、新たなアイデアや挑戦を歓迎できる環境のこと。挑戦因子が高いと、アイデアや企画が生まれやすくなります。

④「新奇歓迎」因子

　常識にとらわれず、メンバーの強みや個性、ジェンダー、新しい視点、発想を受け入れる環境のこと。「新奇歓迎」因子のある環境では、どんなアイデアもいったん受け入れ、前に進めることができます。

心理的安全性を損なう不安

　一方で、心理的安全性を損なう要因もあります。エドモンドソンは、以下の4つを挙げています[1]。

≫ 心理的安全性を損なう4つの不安

①無知だと思われる不安（Ignorant）

　この不安があると、質問や確認をしたくても「こんなことも知らないの？」と思われるのではないかと不安になり、聞くことができなくなります。とくに新卒看護師は、「学校で何を習ってきたの？」と言われてしまう不安から、質問がしづらいものです。そのあたりも踏まえたうえでの声かけが必要です。

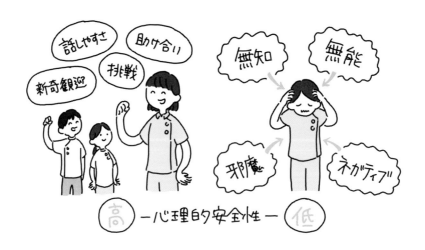

②無能だと思われる不安（Incompetent）

　「仕事ができないのではないか？」と思われる不安があると、失敗やミスを報告しない、自分の弱点を認めないといった行動に出てしまいます。看護管理者としてミスの報告を受けたとき、「なぜこんなことをしたの？　もう任せられないわ」などと言ってしまったことはありませんか。勇気を出して報告したことをまずは認め、「仕事ができない」と決めつける前に、「もっとわかりやすく教えなかったこちらのミスだ」という態度で対応することが望まれます。

③邪魔をしていると思われる不安（Intrusive）

　自分が何かを発言することで「邪魔をしている」と他人から思われないかという不安があると、提案や発言ができなくなってしまいます。そのため、看護管理者は、いつでも話を聞ける体制づくりが必要となります。

　当グループの師長たちは1on1ミーティングに取り組み、時間を見つけて声をかけるようにしているほか、何かあれば「手を止めて話を聞く」ことも心がけています。誰かと話しているときに横に立たれた場合でも、話をしている相手に断りを入れたうえで、「何かありましたか？　急ぎますか？　今、〇〇さんと話していますが、あと5分で終わるので、このあと時間をつくりますね」と答えるようにしています。急ぎであれば、中断してすぐに対応することも大事です。

④ネガティブだと思われる不安（Negative）

　改善を提案したいと思っても、「他の人の意見を批判している」と否定的にとらえられてしまわないかという不安です。これがあると批判的な発言をしなくなり、意見も言わなくなります。そこで、提案があった場合は「新奇歓迎」として受け止め、「それは私にはなかった考えです。まずはやってみましょう」とか「それを進めるに

表2 心理的安全性を高める職場づくりのポイント

- 1on1ミーティングを活用する
- 発言の機会を平等に
- 「お互いさま」で協力を重視した職場環境をつくる
- 日頃からポジティブな受け止め方を心がける
- スタッフ同士が交流する機会を設ける

（文献1、6をもとに筆者作成）

あたり、誰に相談すると進みそうですか」などと声をかけていくことが重要です[6]。「それは無理です」「自分で考えてから相談してね」では、部下のやる気をそぐ言葉になってしまいます。また、改善の提案があったとき、発案者に「あなたが言ってきたのだからあなたに任せる」と担当を押しつけてしまうと、「気がついたら損だ、やらされる」と、次第に改善案が出なくなってしまうので注意しましょう。

心理的安全性を高めた明るい職場づくりの実現

心理的安全性を高める職場づくりのポイントを表2に示しました。

当グループでは1on1ミーティングを活用し、対話を重視していますが、一人に偏らないようにも注意します。会議などでも、みんなが1回は発言できる機会を設けるようにしています。また、子どもの発熱などで急な勤務変更が発生しても、「お互いさま」の意識で協力を重視した職場環境をつくれるよう、各師長が働きかけを行っています。さらに看護管理者には「管理者も環境の一部である」ということを忘れず、気分のムラなどが伝わらないよう、「管理者を演じる努力」もお願いしています。日頃からポジティブな受け止め方を心がけ、一言添えるだけでも職場環境は変わると思います。まずは、あいさつのときに一言添えることから始めてみてはいかがでしょうか。「○○さん、おはよう」など、名前を添えて挨拶ができるチームは、話しやすい雰囲気がつくられていくでしょう。また、ここ数年はコロナ禍で控えられていましたが、歓迎会などのスタッフ同士が交流できる機会を設けることも重要です。

看護管理場面での実践ポイント

　病院が心理的安全性向上に取り組むことには多くのメリットがあります。新たな取り組みや改善が生まれやすくなり、さまざまな考え・価値観をもった人材も集まりやすくなるでしょう。人材の確保・定着率が高まりやすいため、看護の質の向上も図れます。当グループでも離職を思いとどまるスタッフが増えたことから、今後も心理的安全性を高める努力を継続するべきだと考えています。1on1ミーティングや勉強会、アサーティブ・コミュニケーションなど、取り組みやすい方法から始めて、誰もが安心して自由に発言できる心理的安全性が高い職場を目指してみませんか。

引用・参考文献

1) リクルートマネジメントソリューションズ. 人材育成・研修・マネジメント用語集. 心理的安全性とは. https://www.recruit-ms.co.jp/glossary/dtl/0000000230/（2023年4月閲覧）
2) shouin+. 心理的安全性を高める方法とは？企業の取り組み事例からわかりやすく解説. https://media.shouin.io/how-to-increase-psychological-safety（2023年4月閲覧）
3) mercan. 贈りあえるピアボーナス（成果給）制度『mertip（メルチップ）』を導入しました. https://mercan.mercari.com/articles/2017-10-24-151523/（2023年4月閲覧）
4) 佐藤文彦. コーチングで変革できる病院組織：働き方改革の成功を左右する心理的安全性. 病院. 81 (10), 2022, 879-82.
5) 原田将嗣ほか. 最高のチームはみんな使っている 心理的安全性をつくる言葉55. 東京, 飛鳥新社, 2022, 10.
6) 前掲書5. 306p.
7) 石井遼介ほか. 人が辞めない職場は〈話しやすさ〉が違う 上司・部下がギスギスしない 本音が言える「心理的安全性」の高め方. プレジデント. 60 (12), 2022, 54-9.
8) 辰巳陽一ほか. 看護師がつくる心理的安全性. 看護, 75 (2), 2023, 64-84.
9) Google re;Work. ガイド：「効果的なチームとは何か」を知る. https://rework.withgoogle.com/jp/guides/understanding-team-effectiveness（2023年4月閲覧）

目標管理

株式会社サフィール 代表取締役
河野 秀一

POINT

▶ 目標管理を活用してスタッフの能力を伸ばすことはできても、能力そのものは評価できない。目標管理では「成果」を評価する。

▶ 目標は、「具体的」かつ「評価できるもの」でなければならない。

　看護管理者にとって、目標管理制度は、マネジメントに切っても切れないツールと言ってよいでしょう。病院機能評価の影響もあり、全国の多くの病院・看護部が目標管理制度を導入しています。

　ご存じのとおり、目標管理制度はドラッカーが提唱した組織のマネジメント手法です。英語で表すと「Management By Objectives and Self-Control」、略してMBOとも呼ばれ、「and Self-Control」の部分が省略されて「目標による管理」と訳され、日本で普及しました。しかし、大事なのはこの「and Self-Control」なのです。本来の目標管理制度は、職務遂行を本人の自主性に任せることにより、部下が主体性を発揮し、結果として大きな成果が得られることを想定したものです。部下が主体的に設定した目標はノルマではありませんし、「やらされ感」とは無縁のものです。目標設定において、部下がやらされ感をもっているとしたら、それは上司の説明不足、動機づけ不足が原因と自覚してください。

　マネジメントツールということからもおわかりだと思いますが、目標管理制度は、組織の「成果・業績」を求めるための「道具」であると考えられます。目標達成度は、組織だけでなく個人の成果・業績を評価できる機能をもっていることから、一般企業などの人事考課ツールとしても使われています。今では、病院だけでなく、一般企業の7割以上が、何らかの形で目標管理制度を導入しているといわれています。

目標管理制度のエビデンス

　そもそも、目標管理のエビデンスは何かを考えてみます。基本的にはマズローの欲求5段階説と、マグレガーのXY理論であると考えてよいでしょう。

≫ アブラハム・マズローの欲求5段階説

　マズローの欲求5段階説（15ページ図3参照）における下位の3つ、「生理的欲求」「安全欲求」「社会的欲求（所属欲求）」は、日本の医療機関に勤務する看護師であれば、ほぼ満たされていると考えられます。組織管理・スタッフ管理の観点からいえば、4番目の「尊厳欲求（自我欲求）」が大きなポイントとなります。尊厳欲求は2つに分かれます。1つ目は、仕事の遂行や達成。2つ目は、そのことにより他人から注目され賞賛されることです。すなわち、設定した目標を達成し、上司や同僚から認められたいという欲求だといえます。目標管理のエビデンスの1つは、まさにこの尊厳欲求にあるといってよいでしょう。

　最上位の欲求は「自己実現欲求」です。これは、あるべき自分になりたいという欲求といえます。看護師に置き換えれば、当年度の目標を達成し、さらにキャリアアップして「なりたい看護師像」「あるべき自分の将来像」という長期目標を達成したいという欲求と考えられるでしょう。

　このように、人間のもつ「欲求を満たそうとするエネルギー」を目標管理では活用しているのです。

≫ ダグラス・マグレガーの XY 理論

　この理論の基本的な考え方として、X理論は性悪説、Y理論は性善説をとります。
・**X理論の人間観**……人間は労働嫌いで責任を取りたがらない
　　　　　　　　　　⇒ 命令や強制で管理し、目標が達成できなければ懲罰を行う
・**Y理論の人間観**……人間は進んで働きたがり、責任を与えられれば進んで問題解決
　　　　　　　　　　に当たる ⇒ 自主管理を中心に動機づけを行う

　現代の経営においてはY理論をとる、というのがマグレガーの考えです。同様に、目標管理においても、Y理論をベースに構築されています。すなわち、人間は仕事が好きで、「目標のために進んで働く」「尊厳欲求・自己実現欲求が満足できれば献身的に目標達成に貢献する」「創意工夫の能力がある」といったものを本来保持している、との考え方です。管理者は、スタッフ各自の目標を達成する条件や環境をつくり出すことが責務であると考えます。目標管理の英文の最後「Self-Control」は、まさに、Y理論の考え方に立っているということがおわかりかと思います。

評価制度としての目標管理制度の守備範囲

　目標管理制度は、目標設定から課題遂行、進捗状況の確認から中間評価、期末評価を経て、次年度へつないでいく一連のプロセスがあります。これは、デミングが考えたとされる PDCA サイクルに合致しています。目標管理制度の運用は、Plan（目標設定）→ Do（実行）→ Check（成果評価）→Action（改善）のサイクルで回していくのです。Check があることから、目標管理制度は、評価制度の機能も有していることがわかります。ただし、目標管理制度で評価できるのは、「成果」であり、残念ながら、「能力」は評価できません。したがって、目標管理制度で設定するのは「成果目標」になります。

　ここで、看護管理者がいちばん誤解している部分を確認しておきます。スタッフが目標管理制度を活用すると、能力を開発することができます。これは、スタッフ自身にとって少し難しいチャレンジングな目標、すなわち「ストレッチ目標」を立て、達成しようと頑張るその過程において、能力が開発されていくからです。目標管理制度がスタッフの育成に活用されるのは、このプロセスがあるからにほかなりません。

　しかし、前述した通り、目標管理制度では能力を伸ばすことはできても、能力そのものは評価できません。なぜなら、目標管理制度は、評価制度としての守備範囲が「成果」だからです。ここをしっかりと理解していないと、「〜ができる」というような「能力目標」を立ててしまい、間違った目標設定をして失敗してしまいます。

　目標管理制度では、そのプロセスにおいて能力は開発されますが、設定する目標は「成果目標」でないといけないことを、管理者は肝に銘じなければなりません。管理者は、スタッフが間違えて立ててくるケースが多い「能力目標」を、面談で「成果目標」にしていく支援が求められます。看護実践能力を評価できるのは、「ラダー評価」であり、目標管理ではないのです。

目標管理のポイント

》 1）部署目標と個人目標を連鎖させる

　ドラッカーは、次のように述べています。「今日必要とされているのは、一人ひとりの強みと責任を最大限に発揮させ、彼らのビジョンと行動に共通の方向性を与え、

図1 目標の連鎖の例

病院	安全な医療の提供
看護部	安全な看護の提供
A病棟	「転倒・転落」において医療事故2レベル以上の発生件数を前年の50％にする
スタッフB	これまでの病棟での転倒・転落インシデントを分析して、発生予防具体策を1つ以上つくる

チームワークを発揮させるためのマネジメントの原理、すなわち一人ひとりの目標と全体の利益を調和させるマネジメントの原理である。これらのことを可能にする唯一のものが、自己管理による目標管理である」[1]。

　この言葉から、スタッフのマネジメントと組織のマネジメント、両方に活用できるのが目標管理である、と解釈できます。組織目標と個人目標の間には、「連鎖」が必要ですが、この目標の連鎖が、組織力を高める鍵となるのです。

　図1の例を見ると、病院目標である「安全な医療の提供」が、看護部→病棟→スタッフへと連鎖するとともに具体化しているのがわかります。「何を（目標）・どのように（実施計画）」がブレイクダウン（細分化・落とし込み）しています。

　A病棟は、看護部が掲げる「安全な看護」の中から、「転倒・転落」を「何を」として選んでいます。そして、「どのように」については「医療事故2レベル以上のインシデント発生件数を前年の50％にする」としています。A病棟の部署目標を受けて、A病棟に所属する看護スタッフBは、「これまでの病棟での転倒・転落インシデントを分析して発生予防具体策を1つ以上つくる」という、極めて創造的な目標を設定しました。このように、目標が現場へ行けば行くほど、より具体的にブレイクダウンしているのがわかると思います。

　目標の連鎖があることで、A病棟のスタッフ全員の目標が達成されれば、A病棟の目標が達成されるはずです。さらに、A病棟を含めた全病棟の目標が達成されれば、看護部の目標が達成されます。そして、看護部と看護部以外の部の目標が達成されれば、病院の目標が達成されるのです。このことからも、経営者にとって有用なマネジメントツールであることがおわかりいただけると思います。

図2 目標設定の3つの要件と「SCRAM」「SMART」

> ### 3つの要件
> ①組織目標と結びついていること
> ②創造的でチャレンジ性があること
> ③具体的であること

■①～③の内容は、以下のキーワードで表すことができます。

目標のSCRAM		
Specific	:	**具体的** な
Challenging	:	**挑戦的** な
Realistic	:	**現実的** な
Attainable	:	**到達可能** な
Measurable	:	**計測可能** な

SMARTな目標		
Specific	:	**具体的** であり
Measurable	:	**計測可能** であり
Agreeable	:	**合意された**もの であり
Realistic	:	**現実的** であり
Time-related	:	**時間的要求** を含む

≫ 2）管理者による目標設定支援

　スタッフが立ててきた目標に対して、管理者がチェックする要素は3つあります。1つ目は、「組織目標と結びついていること」、すなわち連鎖の確認です。2つ目は、「目標が創造的でチャレンジ性があること」です。簡単な目標では、すぐに達成してしまい、能力が開発されません。3つ目が「具体的であること」です。あいまいな目標では、評価の際に困ってしまいます。今年度、スタッフが任じられた「役割」があれば、そこから目標設定するのもよいでしょう。目標設定のポイントとなるキーワード「SCRAM」と「SMART」も参考にしてください（**図2**）。

　では、目標を具体的にするにはどうしたらよいでしょうか。基本的には「何を」「どの程度の水準まで」「いつまでに」「どうやって」を意識して、確認するとよいでしょう。とくに「何を」については、何をもって評価するのかを明確にするためにも、しっかり確認しましょう。

　一方で、目標設定時に使ってはいけないNGワードもあります（次ページ**図3**）。いずれも抽象的で、「達成された状態」のイメージが共有されないため、禁句です。

≫ 3）目標設定面接

　目標管理を人材育成手法のツールととらえるとすると、面接は極めて重要なポイントとなります。目標設定面接、中間評価面接、期末評価面接と3回の面接をうまく活用して、動機づけ、キャリア開発につなげるのです。目標はあくまでスタッフのものですから、面接する管理者は、あまりしゃべりすぎてはいけません。マズローの欲求5段階説も意識しながら、スタッフの話をしっかり傾聴し、質問をしながら、面接時

図3 目標設定のＮＧワードと改善方法

【……など】		目標・対象が特定されておらず、結果如何で変わる	改善例	対象を特定・明記する
【努力する】	・徹底する ・頑張る ・目指す	目標は達成するために設定するのであり、努力目標のような表現は不適切	改善例	
【極力……】	・可能な限り ・できるだけ ・必要に応じて ・なるべく	どれだけできれば「達成された状態」なのか不明確	改善例	××を○○まで達成する ××を○○の状態にする
【推進する】	・取り組む ・把握する	テーマであり、ゴールである「達成された状態」が不明	改善例	
【○○化する】	・効率化する ・明確化する ・安定化する ・共有化する	これだけでは目標として不明瞭	改善例	○○化した後の状態を明確に記述する
【支援する】	・助言する ・協力する ・調整する ・管理する ・貢献する ・バックアップする ・フォローする	達成の主体が他力本願になりがちな表現は不適切	改善例	あくまでも自分自身が担うべき役割やアクションプランとして主体的な表現にする
【積極的に】	・臨機応変に ・迅速に ・協調して ・スムーズに	取り組み姿勢や気持ちであり達成度が曖昧になる。これらの表現を目標記述から削除しても内容は変わらない		

間の半分は本人にしゃべらせるくらいのイメージで面接にのぞむとよいでしょう。

看護管理場面での実践ポイント

　スタッフとの目標設定面接では、管理者が事前に目標設定のポイントを理解し、部署目標との連鎖を確認しながら、能力目標ではない「成果目標」の設定支援をしてください。不適切な目標でも、安易に答えを与えず、質問しながら考えさせ、動機づけや気づきが起きる面接を目指しましょう。そうすることで、「自分の立てた目標」として、目標管理の「やらされ感」をなくすことができます。

引用・参考文献

1) ピーター・F・ドラッカー. 現代の経営［上］（ドラッカー名著集2）. 上田惇生訳. 東京, ダイヤモンド社, 2006, 187.

コーチング／ファシリテーション

株式会社コミュニケーションオフィス taz 代表取締役

石本 田鶴子

> **POINT**
>
> ▶ コーチングは、「部下が望んだところに自ら行くための手助けをする」ために行う。
>
> ▶ コーチングはコミュニケーションのひとつであり、成果を出すためには、コミュニケーション能力を高めることが重要となる。

コーチングの定義

　コーチングという言葉の起源は「coach」（馬車）です。馬車は、乗る人を行きたいところまで連れて行きます。ご自身が、その手綱を持つ御者だと想像してみてください。後ろに座っているのは皆さんの部下です。皆さんは、部下が望むところまで道案内をします。そこへ行きなさいと命令したり、押しつけたりするのではなく、部下が望んだところに自ら行くための手助けをするのです。コーチングにどこかぼんやりとしたイメージがある方は、このようにとらえてみてください。

　日本の職場でコーチングが使われ始めたのは 1990 年代です。私はその先駆者の一人である田近秀敏氏に学び、PHP 研究所認定ビジネスコーチになりました。ここでは、コーチングの簡単な解説とうまく活用するためのポイントをお伝えします。

　はじめに、コーチングの定義を確認しておきます。前出の田近氏の著書『実践ビジネス・コーチング』には、「ビジネス・コーチングとは、企業・組織の管理監督者あるいは先輩が、部下または後輩の指導育成のために行う相互関わりのなかで、対象者の目標達成、問題解決、技能向上を促進することを目的としたコミュニケーションのことを言います」[1] とあります。まさにこれが、看護管理者の皆さんがコーチングに求めているものではないでしょうか。また、コーチングはコミュニケーションのひとつであるという点も、とても重要なポイントです。

　現在、多くの人がコーチングを人材育成に活かそうとしています。しかし、今ひとつ手応えを感じられないもどかしさや、難しさを感じている方も多いのではないでしょうか。コーチングにはいくつかの基本プロセスモデルがあります。まずは、大ま

かで構わないので基本の形を覚え、そこから自分に合ったやり方に整えていくことをおすすめします。コーチングは知れば知るほど、行えば行うほど大変奥深く、難しいものだと筆者も痛感していますが、読者の皆さんの目的はプロのコーチになることではなく、人材育成に活用することです。その目的が達成できるように知識を仕入れ、コミュニケーション能力を高めながら、チャレンジしてみてください。

コーチングの基本プロセス「GROW モデル」

　まずは、基本のプロセスモデルである「GROW モデル」を紹介します。コーチングにはほかにもさまざまなモデルがありますが、まずはこのモデルをベースにして取り組んでみてください。

GROW モデル

Goal：目標設定（明確で具体的であること）

Reality：現実把握（客観的事実や取り組んでいること）

Resource：資源の発見（目標達成のために使えるもの。人や知識、経験など）

Options：選択肢創造（3つ以上の、やり方や方法）

Will：意思確認（やる気の確認と実行計画を立てる）

　まず、部下の目標あるいは解決したい問題などをできるだけ具体的、明確に共有し（G）、次に、そのことに対し今はどのような状態にあって、どんな取り組みをしているのかを明らかにします（R）。そして今後、目標達成のために使えるものには何があるかを考えます。それは経験豊富な先輩だったり、外部の勉強会だったり、内容によってはストレスマネジメントであったりするかもしれません。できるだけたくさん発見します（R）。そして、現実に取り組めそうな方法を3つ以上挙げていきます（O）。

　最後に、その選択肢から最もよさそうなものを選び、それを行っていく意思が部下に確実にあるかを確認します（W）。確認するために、意思が最も強い場合を10として、数字で答えてもらうのもいいでしょう。もし部下が低い数字、たとえば6以下の数字を答えた場合には、どんなサポートなどがあれば数字を上げることができるか、さらにコーチングを続けてみてください。

コーチングはコミュニケーションが重要

　コーチングを始めるその前に、押さえるべき大事なことがあります。それは、先にお伝えした「コーチングはコミュニケーションのひとつである」という点です。コーチングを上手に行い成果につなげるためには、コミュニケーション能力を上げることが絶対条件です。別の言い方をすると、部下との間に"信頼関係を築く力"が必要だということです。皆さんはいかがでしょうか。信頼できない相手に心を開き、本心を話す気になりますか。この上司になら安心して何でも話せると部下が感じなければ、コーチングは成立しにくいといえます。部下からの信頼があってはじめて、コーチングをスタートできるのです。そのためには、日頃からコミュニケーションをとり、積極的に関係性を築く必要があります。

≫ コミュニケーションの 6 つのキーワード

　以下に、「日本コミュニケーション能力認定協会」本部トレーナーである筆者の視点から、コーチングに欠かせないコミュニケーションのキーワードを 6 つ挙げます。

①同格意識

　「人はみな同格である」と認識することです。私たちは組織での立場や経験年数、年齢や性別、その他さまざまな要素で上下関係、力関係をつくります。もちろん必要なことではあるのですが、コーチングの場面においては同格意識をしっかりもつことが重要です。これは極めて上質な大人の感覚だといえます。

②観念のメガネ

　「観念のメガネ」とは、これまでの経験や体験を通じてつくられたものの見方や考え方、思考の枠組みのようなもので、家族や仲のよい人とも異なる、その人固有のものです。部下と自分の観念のメガネも当然違います。コーチングのテーマに対するとらえ方・考え方についても、そもそも違うところからスタートなのだと認識してください。なお、この観念のメガネによし悪しはない、というのが基本的な考え方です。

③傾聴力

　看護管理者の皆さんには説明するまでもないと思いますが、相手軸に立ってリスニングスキル（次ページ表1）を使い、全身全霊で対象者の話を聴く力のことです。

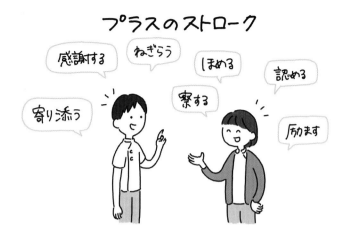

表1 基本のリスニングスキル

①常にアイコンタクト・うなずき・あいづちを実践する
②部下の話し方にペーシング（声の大きさや速度などの話し方を合わせること）をする
③部下の話に関心を持ち、途中でさえぎらない
④時折バックトラッキング（相手の話を繰り返すこと）をしながら会話を進める。確認作業が必須
⑤部下の話に続いて自分が話を始める時、否定言葉から入らない

④共感力

　相手軸に立ち、相手が考え、思い、感じていることをいったん受け止め、理解し、言葉にする力です。言葉にするためのヒントに、「プラスのストローク」があります。思ったり、感じたり、察したりしたプラスのことを口に出すことです。

　共感力は承認力ともいえます。部下の発言や考え、思いをまずは認めること。たとえそれが間違いや、組織の方針に反することだとしても、「あなたはそう考えているのですね」などと、まずは承認します。決して頭ごなしに否定してはいけません。イラストにある「ねぎらう」「寄り添う」「察する」などをヒントに、対象者がどんな思いや考えで話しているのかを想像しながら、プラスのストロークを投げてください。

⑤質問力

　質問力とは、たとえば質問をうまく使い分けるといったことです。コーチングの際によく使われるのは、「原因究明質問」と「問題解決質問」の2つです（図1）。どちらも必要ですが、原因究明質問は詰問と受け取られる懸念があり、部下の気持ちを萎縮させてしまうこともあるので注意が必要です。

図1 原因究明質問と問題解決質問

---

1. 原因究明質問 「なぜ…なかった」 過去＋否定語

 例）「なぜ○○をやらなかったの？」
   「どうして□□がうまくいかないの？」

※「なぜ」を用いて、因果関係を明確にしていく。相手は責められている感じを
 受けやすいことも

2. 問題解決質問 「どうしたら…できるだろう」 未来＋肯定語

 例）「どうしたら○○できるだろう？」
   「何があったら□□がうまくいくだろうか？」

※「どうしたら」などを用いることで解決策を見出し、行動の選択肢が広がる

　もう1つの注意点として、対象者である部下が沈黙してしまったときには、こちらも沈黙を守る、ということを覚えておいてください。部下が答えに窮し黙ってしまうと、上司であるコーチが沈黙に耐え切れず、自身の考えをアドバイスしてしまうということがよくあります。そうなると、部下は自分が黙れば上司が答えを出してくれると思い、考えることを止めてしまいます。コーチングで大切なのは、あくまでも自ら思考することです。コーチの質問力が成果を左右します。

⑥信じる力

　部下の可能性を信じるということです。私たちは皆、心の生き物ですから、コーチングの対象者によって、向き合ったときの感情に差が出ることもあります。たとえば、Aさんなら頑張って成果を出してくれるに違いないとか、Bさんはこれまでの様子からコーチングしても効果が期待できないのではないか、と思ってしまうことです。しかし、「人はみな無限の可能性をもっている」というのがコーチングの基本的な考え方です。最初から部下の可能性を否定的に見ていると、コーチングは成立しません。

≫ コーチングを左右する上司の言動

　次ページにコーチングがうまくいく上司と、コーチングを台無しにしてしまう上司の言動をいくつか具体的に挙げますので参考にしてみてください[2]。

コーチングがうまくいく上司の言動

・部下の言葉に耳を傾ける

・うまくいっていることに対してタイムリーに承認の言葉をかける

・他の人のいる前で批判や叱責をしない

・部下に対して何か援助できることはあるか、という姿勢を常に示す

コーチングを台無しにする上司の言動

・上司が一方的に話し続ける

・部下は問題について十分理解しているはずだと思い込む

・起きている問題ではなく、部下という人間を標的にする

・部下に否定的な感情をもったままで関わる

ファシリテーションのポイント

　最後に、「ファシリテーション」のポイントについてもご紹介したいと思います。

　ファシリテーションは、会議やミーティングなどをスムーズに円滑に進めていくスキルです。コーチングは対象者1人と向き合うコミュニケーションですが、ファシリテーションでは複数の人間とコミュニケーションを取りながら、なおかつ最終的にはコンセンサスを得なければいけません。看護管理者である皆さんは必然的にファシリテーターの役割を担うことが多いと思いますが、どんなことに気をつければ全員が納得する話し合いをサポートできるのでしょうか。

　まず、ファシリテーションもコミュニケーションですから、コーチングでお伝えした6つのキーワードが同じく重要になります。また、ファシリテーターである皆さんが、メンバーに対してご自身の考えや出したい結果の方向へ誘導したり、あるいは説教を始めたりすることがNGであるという点もコーチングと共通します。これらを常に意識してください。そのうえで、以下の5つのポイントを押さえましょう。

≫ ファシリテーションの5つのポイント

①情報共有

　このミーティングで考え、話し合うことは何か、どんな成果を目指しているのかを再確認してスタートすることです。参加者全員が自分と同じ情報をもっているはずだと決めつけないことが肝心です。

②発言の促し

　ミーティングなどで発言することに何のためらいもない人もいれば、とても緊張してしまう人もいます。また、議題に対しての熱量にも差があるはずです。ファシリテーターは常に中立の立場で全体を俯瞰し、発言していない人を促し、発言量ができるだけ等しくなるよう努める必要があります。ミーティングはしばしば声の大きい人に引っ張られやすい一方で、「社会的手抜き」と言われる現象（共同作業時に、誰かがやってくれるだろうと考え、手を抜いてしまうこと）も起こりがちです。ファシリテーターのちょっとした声かけが、全員参加の場面をつくることにつながります。

③承認と質問

　出された意見に対して、どんな意見であってもまずは中立の立場で承認の言葉を投げかけることを忘れないでください。同感するという意味ではなく、たとえば「Aさんは○○だと考えているのですね」というように承認します。発言内容にわかりにくい点があれば質問し、全員が意見を理解できるように導いてください。

④確認

　ミーティングの過程において、時折バックトラッキング（相手の話を繰り返すこと）を行ってください。自身はミーティングの流れを把握し理解できていても、全員がそうとは限りません。とくに経験の浅いメンバーが参加している場合などには注意が必要です。バックトラッキングをそのつどすることで、参加者全員が頭を整理できます。

⑤想像力

　ここでの想像力とは、相手軸に立って、その人の置かれている立場や心境を想像し、考えることができるということです。10人集まれば10個の価値基準があり、仕事で大切にしていることや優先順位も違います。たとえば、子育て中の働き方について会議をする場合を仮定してみると、夫婦で子育て中の人から、シングルファーザーやマザー、祖父母の協力がある人・ない人、子どもが1人か複数か、子どもが成長し

た人、子どもがいない人、独身の人、自宅と職場の距離や託児施設利用の可否など、たくさんの立ち位置が考えられます。自身の考えや方針に自信をもつことは大切なことですが、「自分の当たり前が相手の当たり前ではない」というコミュニケーションの基本を忘れないようにしてください。そのことをまずファシリテーターが認識し、メンバーが互いにそのことに気づけるような促しが大切です。

看護管理場面での実践ポイント

　スタッフのやる気や能力を引き出したり、また抱えている問題を解決したりするために役立つコーチングを定期的に行うことで、職場の中に安心感が醸成されます。たとえミスをしても、見守られていると感じることができれば、人は萎縮せずに最大のパフォーマンスを発揮できるようになります。結果としてコミュニケーションも円滑になり、強いチームができ上がっていくでしょう。目標管理面接や1on1ミーティングなどの場でも活用してみてください。

引用・参考文献

1) 田近秀敏. 実践 ビジネス・コーチング：プロフェッショナル・コーチの道具箱. 京都, PHP研究所, 2003, 22.
2) 前掲書1. 25-7.

Chapter **3**

医療と看護の
最新動向

医療制度

株式会社メディフローラ 代表取締役・看護師・保健師

上村 久子

POINT

▶ 環境の変化をとらえ制度の変化に柔軟に対応することによって、安定した病院経営が可能となる。

▶ 看護師が主体的に力を発揮できる環境を自ら整えるためには、「制度」を理解して行動することが重要である。

「制度」を理解することが安定経営の第一歩となる

　筆者は病院経営におけるおカネ（収入）と人づくり・組織づくりのお手伝いをしています。その過程で、スタッフや管理職、経営層に対して医療制度の説明を行う機会が多くありますが、階層や役職にかかわらず制度への理解が不足している専門職が多いと感じています。その理由として次のようなことがうかがえます。

・医療法や診療報酬、介護報酬、障害福祉サービス等報酬など、医療を取り巻く制度の説明文言が独特でわかりにくい

・制度の内容が膨大で、どこから理解すればいいのかわからない

・制度はあまり理解できていないが、日々の業務は問題なく遂行できている（＝日々の業務との関係性や重要性がわからない）

　筆者もかつて医療従事者として働いていたときは、そのように思っていました。ではなぜ制度を理解する必要があるのでしょうか。

　日本では「国民皆保険」という医療保険制度のもと、2年に一度改定される診療報酬制度のルールにのっとって医療機関に医療サービスの対価が支払われます。2年に一度という短いサイクルで診療報酬制度の改定が行われるのは、医療の進歩に合わせて、また少子高齢化など日本の社会情勢が変化していく中で保険制度が正しく機能し続けられるようするためです。診療報酬制度は改定のたびに劇的に変化しているわけではなく、現行制度でいうと2025年の地域包括ケアシステムの確立に向け、中長期的な視点をもって徐々に変化を遂げています。この中長期的な視点は、医療法にのっとって策定されている「医療計画」をもとに医療提供体制の改革について話し合わ

れ、方向づけがなされています（後述します）。つまり急激な変化を避けつつ時代の流れに乗ることができるように、制度は変わってきているということです。「（改定内容を見て）小さな変化とはいえ、変えることは大変だから……今は様子を見よう」と変化することを避けてきた結果、病院収入が悪化したら「時すでに遅し」なのです。

　診療報酬などの制度（戦い方）が変わったら戦略を変えなければ、勝つ（＝収入を維持して安定的に経営を継続させる）ことはできません。たとえば「認知症ケア加算」が登場したのは2016年度の診療報酬改定ですが、ある施設の責任者が「（職員に聞いてはいないが）うちは外部研修に行ってくれる人がいないから」「そもそも算定する点数が高くないから」と様子を見ていたところ、少子高齢化を見すえて認知症に関する研修に参加したいという職員が実は多かったこと、1日当たりの点数は少なくても毎日算定できるため、日々の積み重ねで考えると大きな点数になること、また入院患者に占める高齢者の多さを考えて収入を試算してみたら大きかった、といったことが実際にありました。

　一方、昨今の環境の変化から、制度の変化を見すえて認知症看護認定看護師を育成していた病院では、2016年度の新設当初から最も点数の高い認知症ケア加算1を算定することができたという例もあります。

　環境の変化が制度を動かします。環境の変化をとらえ制度の変化に柔軟に対応することによって、安定した病院経営が可能となるのです。近年では看護に関係するケア関連の加算も増えてきました。皆さんが日ごろ行っているケアが病院収入に反映される機会が増えているということです。まずは制度を理解し、病院経営の質だけではなく医療・看護の質も上げていきましょう。

第8次医療計画における検討事項の注目点

　前述の通り、日本の医療体制は医療計画（次ページ表1）[1]をもとにさまざまな角度から中長期的に必要とされる課題について議論されています。今は2024年度から始まる「第8次医療計画」（2024〜29年度の6年間／中間で必要な見直しを実施）が検討されている最中です。注目点は新たに検討されている「感染症対策」「働き方改革」「外来医療計画」の3点です（次ページ図1）。

表1 医療計画とは

・都道府県が、国の定める基本方針に即し、地域の実情に応じて、当該都道府県における医療提供体制の確保を図るために策定するもの。
・医療資源の地域的偏在の是正と医療施設の連携を推進するため、昭和60年の医療法改正により導入され、都道府県の二次医療圏ごとの病床数の設定、病院の整備目標、医療従事者の確保等を記載。平成18年の医療法改正により、疾病・事業ごとの医療連携体制について記載されることとなり、平成26年の医療法改正により「地域医療構想」が記載されることとなった。その後、平成30年の医療法改正により、「医師確保計画」および「外来医療計画」が位置づけられることとなった。

（文献1より引用）

図1 直近の医療計画の論点整理

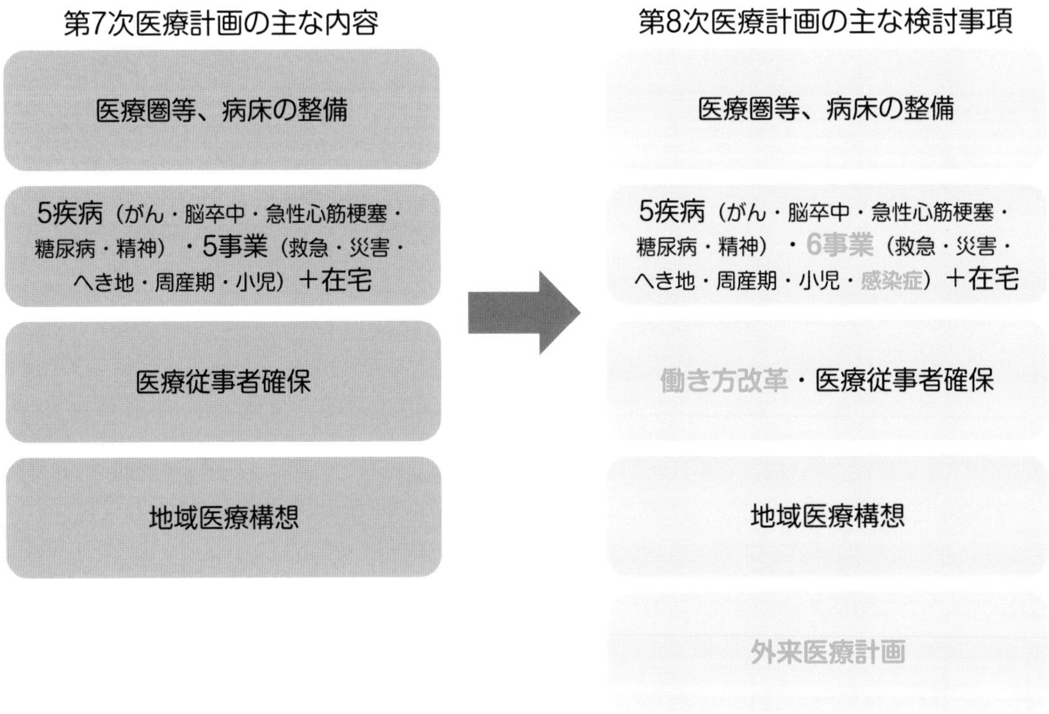

第7次医療計画の主な内容

医療圏等、病床の整備

5疾病（がん・脳卒中・急性心筋梗塞・糖尿病・精神）・5事業（救急・災害・へき地・周産期・小児）＋在宅

医療従事者確保

地域医療構想

第8次医療計画の主な検討事項

医療圏等、病床の整備

5疾病（がん・脳卒中・急性心筋梗塞・糖尿病・精神）・6事業（救急・災害・へき地・周産期・小児・感染症）＋在宅

働き方改革・医療従事者確保

地域医療構想

外来医療計画

≫ 注目点1：感染症対策

　新型コロナウイルス感染症（以下、新型コロナ）がきっかけとなり新興感染症への対策が検討されています。新型コロナの感染症法上の扱いが5類になりましたが、今後も新興感染症の発生を見すえて各医療機関において対策が求められることは容易に考えられます。まさに環境の変化から生まれた視点であり、当然、看護部にも関係のある項目です。現にDPC対象病院の収入を決める一つの指標である医療機関別の「機能評価係数Ⅱ」（DPC対象病院ごとの機能を評価するもの）の中に新興感染症に関する項目が加わり、決められた対策が行われていれば収入で評価される仕組みが

2022 年度診療報酬改定で盛り込まれました。看護部としても新型コロナが過ぎれば感染症対策は終わりではなく、継続的な教育・対策が必要ということです。

》》 注目点 2：働き方改革

働き方改革ではさまざまな業務のタスクシフト・シェアが叫ばれており、今後の「現役世代の急減」に先立って、効率的な働き方の検討を現場でも行っていかなければなりません。単純なタスクシフトでは他の職種の業務が増えるだけのため、今ある業務の見直しを行うことによる効率化も一緒に行っていく必要があります。

》》 注目点 3：外来医療計画

2024 年度より外来医療計画がスタートすることで、外来の機能分化が求められることになります。現在も外来配置の看護師数を少しずつ減らす動きをしている医療機関は増えてきていますが、今後ますます「職種ごとの能力を最大限に活かした働き方」が外来でも必要になっていきます。つまり外来における患者誘導や検査説明、必ずしも看護師が行う必要のない医師のフォローアップは医師事務作業補助者などに移行し、看護師がプロフェッショナル性を発揮して現場でより活躍できる体制を整えていくことで病院の収入が上がる制度へと、変化していくことが予想されます。

このように医療計画の議論を見ると今後の制度変化が予想できるのです。次ページの図 2 [2]は「医療提供体制改革に係る今後のスケジュール」をまとめたものです。また厚生労働省のホームページには「第 8 次医療計画等に関する検討会」で使用された資料や議事録が公開されています [3]。医療系のニュースサイトを確認するだけでなくこのような資料も見ておくと、今後の看護体制を検討する際の材料となるはずです。

収入の流れを理解して医事課と協働し、収入を確保する

次に、現場の皆さんにぜひ理解していただきたい「病院がどのように保険診療の収入を得ているのか」について押さえていきましょう（次ページ図 3）[4]。患者が医療機関を受診すると、提供された診療サービスの費用の一部負担金が患者から医療機関に支払われます。ここまでの動きは皆さんも理解していると思いますが、その後の動きは医事課任せになっていないでしょうか。

図2 医療提供体制改革に係る今後のスケジュール

	2022年度	2023年度	2024年度	2025年度	…	2030年度	…	2036年度	…	2040年度
医療計画	検討会・各WGでの議論・とりまとめ、基本方針・作成指針等の改正	各都道府県での計画策定	第8次医療計画 (2024～2029)			第9次医療計画 (2030～2035)		第10次医療計画 (2036～2041)		
新型コロナ対応	政府において対応のとりまとめ (6月)	とりまとめ結果を踏まえた対応								
地域医療構想	地域医療構想 (～2025)									
外来医療・かかりつけ医機能	外来機能報告の実施準備 (～9月頃)	報告の実施・集計 (～12月頃) / 地域の協議の場での協議・紹介受診重点医療機関の公表 (～3月) / 各都道府県での外来医療計画の策定	外来医療計画 (第8次医療計画)			外来医療計画 (第9次医療計画)		外来医療計画 (第10次医療計画)		
	かかりつけ医機能の明確化と、患者・医療者双方にとってかかりつけ医機能が有効に発揮されるための具体的方策の検討		検討結果を踏まえた対応							
医師の働き方改革	医療機関の準備状況と地域医療への影響についての実態調査 (複数回) の実施	(B) 水準：実態調査等を踏まえた段階的な見直しの検討					2035年度末を目途に解消予定			
	実態調査を踏まえ、都道府県が圏域単位で地域医療への提供を検証し、地域の医療関係者間で地域医療の確保について協議・調整	(C) 水準：研修および医療の質の評価とともに中長期的に検証								
		2024年度より施行								

（文献2より引用）

図3 保険診療の流れ

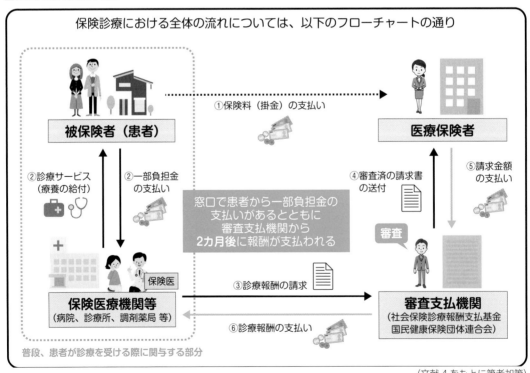

（文献4をもとに筆者加筆）

　患者が支払う一部負担金以外は、医療機関から「審査支払機関」に請求します。審査支払機関が「制度にのっとった請求がされているか」を審査し、その結果、診療報酬が支払われます（支払いタイミングは請求から2カ月後）。大切なのは「制度にのっとった請求がされているか」という点であり、請求内容に疑問がある場合などは「査定・返戻」として医療機関に戻ってきます。医事課から「加算の根拠となる記録を残してください」「この指導料が算定されていないと、この加算は算定できません」などの指摘を受けることがあると思いますが、それは査定・返戻がなるべく発生しないよう審査支払機関へ請求する前に行うべき医事課の大切な仕事の一つなのです。

　「制度のことはわからないから医事課で適当に済ませておいてほしい」といった声を聞くこともありますが、実施した看護師側が制度を理解することで、このような医事課の確認の手間を最小限にすることは可能です。

　先ほども述べましたが日本では2025年から「現役世代の急減」のフェーズに入り、さらに限られた人員の中で効率的な業務を行う必要性が増していきます。ケアをしたら終わりではなく、実施したことが正しく請求できるように看護部としても意識を向けましょう。

介護保険の内容を理解し、スムーズな入退院支援につなげる

　日本は少子高齢化の真っ只中にあり、来院する患者も高齢者が多くなっています。そのため医療保険だけでなく介護保険の知識も必要となる場面が増えてきているのではないでしょうか。2000年からスタートしている介護保険制度の仕組みを現場目線で押さえておきましょう。

　介護保険は、65歳以上または40〜64歳で特定の疾患で要支援・要介護状態になった場合、要介護認定を経て区分に応じた上限額を考慮してサービスを受けることができる制度です。高齢になると必ず要介護認定を受けるわけではないため、入院が必要となった時点で要介護認定を受けていない高齢者も多いと思います。しかし高齢者が入院した場合、退院後にADLが低下する可能性が高いため、該当しそうなケースにおいては効率的な退院支援を行うためにも、入院早期に介護保険の申請を促すことが大切です。ところが介護保険の申請がスムーズにいかないという話を多く耳にします。問題点としては次の2つがあげられます。

・患者や家族が退院後は元の ADL に戻っていると信じている（必要性を感じられないので行動に至らない）

・看護師などの医療従事者の介護保険に対する理解が不十分（患者・家族に十分な説明ができないので、患者・家族に行動変容を促すことができない）

　市町村にもよりますが、介護保険の申請から要介護認定までは時間がかかります。患者・家族が退院後の生活に不安を感じないようスムーズに入退院支援を行うためには、患者・家族が早期に介護保険の申請を行うように医療従事者側から働きかける必要があります。

　ある病院では、とくに高齢者の入退院支援に対して課題を感じていた看護部長が「退院支援困難者のスクリーニングの主体を、入退院支援室ではなく病棟看護師とする（場合により入退院支援室もサポート）」と決め、入院に係る看護業務を見直したうえで取り組んだところ、入退院支援に対する病院全体の意識が非常に強化されたとのことです。病棟看護師が入退院に関する情報収集を患者・家族に対して行うことで、「介護保険の申請はされましたか？」というフォローアップが病棟看護師から頻回に行われるようになったそうです。

　介護保険の仕組み自体は何となく知っていても、入院早期に声をかける必要性やその責務が医療従事者にあることを実感したうえで働きかけをしなければ、患者・家族は動きません。患者・家族が動かなければ退院は困難になります。入院中だけでなく退院後の患者・家族の安心・安全も見すえた看護ケアを考えて、病棟マネジメントを行っていきましょう。

　なお、2024 年度診療報酬改定でも議論に上がっていますが、障害者の高齢化も懸念され始めています。筆者が関わる医療機関からも「障害のある高齢患者が少しずつ増えている実感がある」という声を耳にします。皆さんが働く医療機関の近くに障害者福祉施設はありますか？　まずはどのような施設があるのかということから、障害福祉に興味をもつことをおすすめします。

知ることが武器になる！情報の取り方・活かし方

　できれば環境や制度が変化してから対応を考えるのではなく、変化を見すえて先手先手で行動していきたいものです。その変化を読み解くための情報は自ら取りに行く

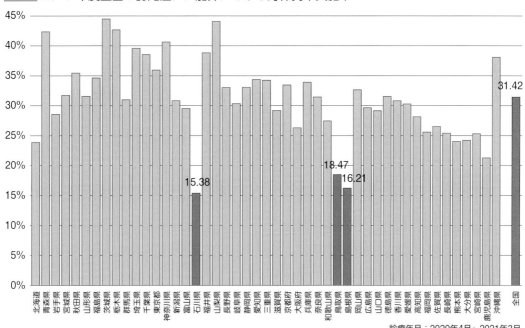

図4 2020年度全国の認知症ケア加算における身体拘束実施率

診療年月：2020年4月〜2021年3月
※加算1・2・3、14日以内・15日以上いずれも合算している

（文献5の第7回NDBオープンデータをもとに筆者作成）

ことができます。昨今ではさまざまなデータが厚生労働省のホームページをはじめ、インターネット上で公開されています。本稿では「NDBオープンデータ」[5] を紹介しましょう。

　NDBとはナショナルデータベースのことで、日本全国のレセプト情報や特定健診情報についてExcelファイルの形式でまとめられています。レセプト情報なので、それをもとにたとえば「全国の認知症ケア加算の算定状況」の数値をまとめることなどができます。そうすると、減算要件であり、患者のQOLにも重要な指標となる身体拘束の割合を知ることができます（**図4**）。これによると全国平均は3割程度で、最も低いのは身体抑制ゼロ達成で著名な金沢大学附属病院のある石川県であり、次いで高齢化率が非常に高い島根県と鳥取県であることがわかります。身体拘束割合が高い病院から「うちの病院は高齢者が多いので」という理由を聞くことがありますが、身体拘束割合が低い県の顔ぶれを見ると、一概には言えない面があります。

　このように公開データを用いることで、自院のケアの質や経営の質について他病院と比較することが可能です。同データは毎年9月頃に更新されます。より良いケアに挑戦するために、ぜひデータを活用してみてください。

　ほかにもDPC対象・準備病院のデータが公開されている「DPC導入の影響評価に係る調査」[6] や、入院に関する医療機関別の情報が公開されている年度別の「病床機

能報告」[7]、また 2022 年度よりデータが収集されるようになった「外来機能報告」[8]（※まだ公開されているデータはありません）といった公的な公開データがあります。どのようなデータがあるのか、まずは検索してみましょう。

看護部の活躍を病院全体に示すために制度を活用しよう

　制度を知ることの意味、そして制度の基礎知識について解説しました。本稿でいちばん伝えたいことは、まず看護管理者である皆さんが制度を知ることの大切さを理解すること、そのうえでスタッフにそれを伝達していただきたい、ということです。

　制度を理解することは、病院全体に看護部の重要性を理解してもらうためにも不可欠だと考えます。今まで看護師が当たり前に行ってきた認知症ケアや摂食機能療法などの看護技術が、病院収入に直結するようになってきました。とくに高齢の患者を在宅へとつなげる入退院支援を加速させるためには、看護部門が行うケアは欠かせないはずです。加算算定数が数字で示されることはモチベーションを上げる要素にもなり、看護部の重要性を病院全体に示すことも可能です。看護師が主体的に力を発揮できる環境を自分たちで整えるために、今後とも「制度」に注目していきましょう。

引用・参考文献

1）厚生労働省．第 8 次医療計画の見直しについて．2022 年 11 月 24 日．2．https://www.mhlw.go.jp/content/10800000/001015863.pdf（2023 年 4 月閲覧）
2）厚生労働省．第 8 次医療計画、地域医療構想等について．2022 年 3 月 4 日．7．https://www.mhlw.go.jp/content/10800000/000911302.pdf（2023 年 4 月閲覧）
3）厚生労働省．第 8 次医療計画等に関する検討会．https://www.mhlw.go.jp/stf/shingi/other-isei_127276_00005.html（2023 年 4 月閲覧）
4）厚生労働省．我が国の医療保険について．https://www.mhlw.go.jp/stf/seisakunitsuite/bunya/kenkou_iryou/iryouhoken/iryouhoken01/index.html（2023 年 4 月閲覧）
5）厚生労働省．【NDB】NDB オープンデータ．https://www.mhlw.go.jp/stf/seisakunitsuite/bunya/0000177182.html（2023 年 4 月閲覧）
6）厚生労働省．DPC 導入の影響評価に係る調査．https://www.mhlw.go.jp/stf/seisakunitsuite/bunya/kenkou_iryou/iryouhoken/database/dpc.html（2023 年 4 月閲覧）
7）厚生労働省．病床機能報告．https://www.mhlw.go.jp/stf/seisakunitsuite/bunya/0000055891.html（2023 年 4 月閲覧）
8）厚生労働省．外来機能報告・紹介受診重点医療機関．https://www.mhlw.go.jp/stf/seisakunitsuite/bunya/0000095525_00009.html（2023 年 4 月閲覧）

2024年度トリプル改定
（診療報酬・介護報酬・障害福祉サービス等報酬）

株式会社メディフローラ 代表取締役・看護師・保健師

上村 久子

> **POINT**
>
> ▶ 2024年度の同時報酬改定における看護視点の注目項目は「リハビリテーション・口腔・栄養」「認知症」「訪問看護」の3つである。
>
> ▶ 2025年以降、「高齢者急増から現役世代の急減」にフェーズが変化することを踏まえ、医療従事者不足を念頭に置いた対策も必要である。

2024年度は診療報酬、介護報酬、障害福祉サービス等報酬のトリプル改定となります。診療報酬改定は2年に一度、介護報酬ならびに障害福祉サービス等報酬の改定は3年に一度なので、6年に一度は同時改定となります。日本の高齢化は加速しており、診療報酬と介護報酬、障害福祉サービス等報酬の連携強化が今後も必要になってくるものと思われます。筆者は、高齢化が進む障害福祉サービス分野に関する議論が増えていくのではないかと注目しています。

2023年3月15日から中央社会保険医療協議会（中医協）で同時報酬改定に向けた議論（意見交換会）が始まっており、**表1**[1] にあげた9項目の「テーマ・議題（案）」について、「開催時期と頻度」のスケジュールで意見交換がなされています。同時改定ということもあり、「介護」と「障害サービス」の文言が見てとれ、また一番上の項目に「連携」が掲げられています。

表1 2024年度の同時報酬改定に向けた意見交換のテーマとスケジュール

テーマ・議題（案）	開催時期と頻度
1. 地域包括ケアシステムのさらなる推進のための医療・介護・障害サービスの連携 2. リハビリテーション・口腔・栄養 3. 要介護者等の高齢者に対応した急性期入院医療 4. 高齢者施設・障害者施設等における医療 5. 認知症 6. 人生の最終段階における医療・介護 7. 訪問看護 8. 薬剤管理 9. その他	第1回：令和5年3月15日／テーマ1、2、3 第2回：令和5年4月／テーマ4、5 第3回：令和5年5月／テーマ6、7 ※テーマ8については各テーマ内で議論を予定

（文献1をもとに筆者作成）

表2 中医協における1月18日時点と3月15日時点の議題（案）

1月18日時点の議題（案）	3月15日時点のテーマ・議題（案）
1. 地域包括ケアのさらなる推進のための医療・介護・障害サービスの連携	1. 地域包括ケアのさらなる推進のための医療・介護・障害サービスの連携
2. 高齢者施設・障害者施設等における医療	2. リハビリテーション・口腔・栄養
3. 認知症	3. 要介護者等の高齢者に対応した急性期入院医療※
4. リハビリテーション・口腔・栄養	4. 高齢者施設・障害者施設等における医療
5. 人生の最終段階における医療・介護	5. 認知症
6. 訪問看護	6. 人生の最終段階における医療・介護
7. 薬剤管理	7. 訪問看護
8. その他	8. 薬剤管理
	9. その他

※3月15日時点の新規項目
（文献1と2をもとに筆者作成）

　看護の視点で考えると注目すべきは「2. リハビリテーション・口腔・栄養」「5. 認知症」「7. 訪問看護」でしょう。とくに2と5のケアに関する項目は要注目です。いずれも認定看護分野の「摂食・嚥下障害看護」「認知症看護」に関係する項目です。すでにこの2分野の認定看護師が要件となっている加算が診療報酬上にありますが、今後さらに重要性が増す可能性があります。まずはこれらの看護関連の項目について解説していきましょう。

「リハビリテーション・口腔・栄養」がなぜ注目されているか

　実は2023年1月18日の中医協総会の資料にある「意見交換会（案）」の「議題（案）」を見てみると、先ほどの2023年3月15日から始まっている意見交換会の「テーマ・議題（案）」と、項目の順番や項目数がやや異なっています（**表2**）[1], [2]。認知症よりも下位であった「リハビリテーション・口腔・栄養」が、3月15日には上位に位置しています。今後もこの並びは変化する可能性はありますが、この項目が注目されている背景を考えてみましょう。

　2022年度診療報酬改定では「口腔ケア」と「栄養管理」について、摂食嚥下支援加算が見直されて「摂食嚥下機能回復体制加算」となり、また病棟における栄養管理体制に対する評価として「入院栄養管理体制加算」が新設されました。止まらない高齢化を踏まえ、さらに入退院支援を加速させていくためには栄養管理が重要であることから、経口摂取の促進、そして急性期病棟から行う栄養管理（大学病院などの特定

図1 1医療機関に配置されている管理栄養士の平均人数（2020年）

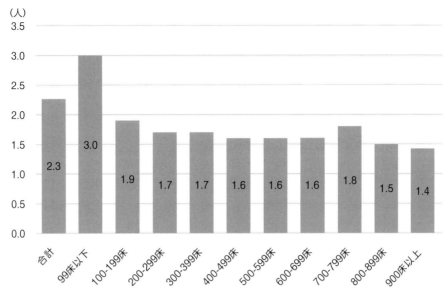

（文献3をもとに株式会社メディチュア渡辺優氏が作成）

機能病院が対象）について評価が見直されたのです。

　ちなみに少しさかのぼると、2021年度の介護報酬改定では施設系サービスの施設基準に「管理栄養士」の文言が加わるなど、栄養改善に対する取り組みが進みました。このように医療・介護における栄養管理は少しずつ手厚くなってきており、今回それが加速するものと思われます。

　全国的に医療機関に配置されている管理栄養士数は他職種と比較するとまだ多くありませんが（図1）[3]、2022年度診療報酬改定で特定機能病院に対し管理栄養士の病棟配置を評価する加算が新設されたことを踏まえると、近い将来、薬剤師のように管理栄養士の病棟配置加算が新設される可能性は高いと考えます。栄養管理の重要性を強く感じている医療機関では、いち早く管理栄養士の求人を強化しているようです。看護部としても今後病棟で管理栄養士と協働する機会がより増えると予想されるため、全人的な栄養管理について、とくに高齢者に対するケアのあり方を見直してもよいように思います。

　急性期・回復期・慢性期病棟を持つある病院では、摂食嚥下機能回復体制加算に改定されたことを踏まえて、経口摂取への移行を強化する取り組みを病棟を超えて行ったことで、加算算定による収益増だけでなく他施設との入退院支援がより円滑に行えるようになったという声を聞いています。2024年度の同時報酬改定を、自院の栄養管理を考え直すきっかけとしてみてください。

高齢化により注目され続けている「認知症ケア」

次いで項目の上位にあがっているのは「認知症」です。認知症については2016年度診療報酬改定で「認知症ケア加算」が新設されて以来、見直しが重ねられていることからも、注目度合いは年々増しているといえます。加算の種類は「認知症ケア加算1」「認知症ケア加算2」「認知症ケア加算3」の3つで、在院日数に応じてそれぞれ2種類の点数が設定されており、身体拘束を実施した際には減算される仕組みとなっています。

前稿でNDBオープンデータを用いた認知症ケア加算算定件数に対する全国の身体拘束割合を示しました（133ページ）。全国平均は3割程度で、都道府県により差があることを確認いただいたと思います。筆者が2024年度診療報酬改定で注目しているのは、この身体拘束に対する評価についてです。

今回の診療報酬改定を担当する保険局医療課長は元老健局老人保健課長であるため、介護分野での取り組みを踏まえた対応が取られる可能性があります。つまり介護分野では原則禁止として身体拘束ゼロの取り組みが進んでいますが、医療分野では「援助技術の一つとして治療に必要な処置を理由として行う」場合に身体拘束が行われており、介護分野よりも身体拘束を行うのは「ややしかたがない」感が否めない現状があると思います。もちろん急性期治療の安全を確保する観点から身体拘束をせざるを得ない場合はあるでしょうが、先のNDBオープンデータの分析で示した通り、都道府県で身体拘束の割合に差があることは改善の余地があるといえます。

皆さんの病院では、認知症ケア加算算定件数における身体拘束の割合はどの程度ありますか。全国平均、そして病院がある都道府県別の値と比べてどうでしょうか。もし身体拘束の割合が高い場合は2024年度診療報酬改定で不利になる可能性はゼロではないと思いますので、身体拘束の割合をなるべく低い値で維持するための取り組みを、今から検討されることをおすすめします。

今後ますます需要が高まる「訪問看護」

新型コロナウイルス感染症の感染拡大により需要が増えた訪問看護ですが、アフターコロナでも高齢化の波を受けて需要は増え続けることが予想されています

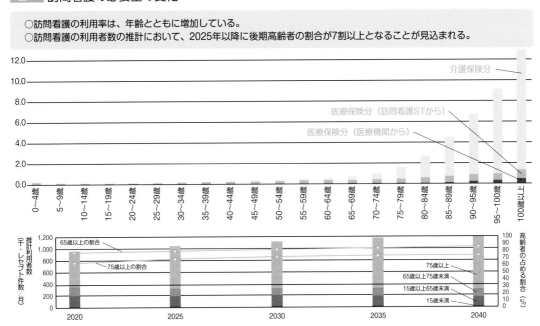

図2 訪問看護の必要量の変化

○訪問看護の利用率は、年齢とともに増加している。
○訪問看護の利用者数の推計において、2025年以降に後期高齢者の割合が7割以上となることが見込まれる。

出典　利用率：NDB，介護DB及び審査支払機関（国保中央会・支払基金）提供訪問看護レセプトデータ（2019年度訪問看護分）、住民基本台帳に基づく人口
　　　（2020年1月1日時点）に基づき、算出。

（文献4より引用）

（図2）[4]。今後、訪問看護の利用者の7割が後期高齢者となることが見込まれており、医療と介護の複合ニーズが一層高まることが考えられます。2022年度診療報酬改定でも訪問看護に関する評価は高まりましたが、2024年度診療報酬改定でもその傾向は進むと考えます。さらに専門性の高い看護師による評価として、特定行為研修を修了した看護師の評価も拡大されることを期待しています。

現役世代の急減にどう対応するか

　最後に、改定内容だけでなく、医療を取り巻く環境の変化も押さえておきましょう。前項の「医療制度」でも述べましたが、注目すべきは「2025年以降、高齢者急増から現役世代の急減にフェーズが変化する」という点です。昨今の改定では、加速する高齢化を受けて高齢者に対するケアの充実が評価され続けてきました。ただし次ページの図3[5]にある通り、少子高齢化により日本の人口は近年減少しています。高齢者に対するケアを議論することも重要ですが、その高齢者をケアする医療従事者数にも目を向けていかなければ、議論した内容も実行できなくなります。

　3月15日に行われた2024年度同時報酬改定に係る意見交換会では、「現役世代の

図3 日本の人口の推移

○日本の人口は近年減少局面を迎えている。2065年には総人口が9,000万人を割り込み、高齢化率は38%台の水準になると推計されている。

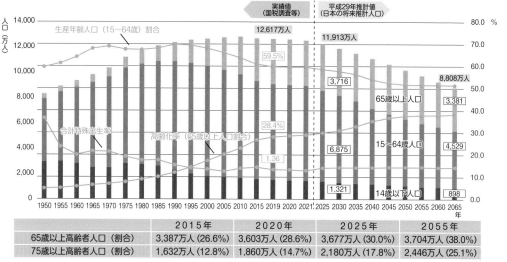

	2015年	2020年	2025年	2055年
65歳以上高齢者人口（割合）	3,387万人（26.6%）	3,603万人（28.6%）	3,677万人（30.0%）	3,704万人（38.0%）
75歳以上高齢者人口（割合）	1,632万人（12.8%）	1,860万人（14.7%）	2,180万人（17.8%）	2,446万人（25.1%）

出典　2021年までの人口は総務省「人口推計」（各年10月1日現在）、高齢化率および生産年齢人口割合は、2021年は総務省「人口推計」、
それ以外は総務省「国勢調査」
2021年までの合計特殊出生率は厚生労働省「人口動態統計」
2025年以降は国立社会保障・人口問題研究所「日本の将来推計人口（平成29年推計）：出生中位・死亡中位推計」

（文献5より引用）

図4 現役世代（生産年齢）人口の推移

○2025年に向けて、高齢者、とくに後期高齢者の人口が急速に増加した後、その増加は緩やかになる一方で、すでに減少に転じている生産年齢
人口は、2025年以降さらに減少が加速する。

人口構造の変化

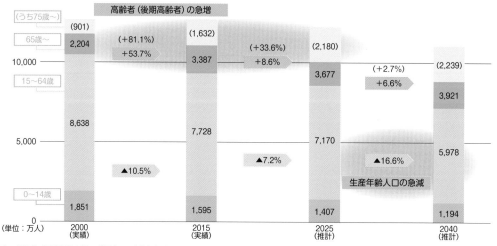

出典　総務省「国勢調査」「人口推計」、国立社会保障・人口問題研究所「日本の将来推計人口（平成29年推計）」

（文献6より引用）

急減」に関する分析が示されています（図4）[6]。医療・介護のニーズが高まる中で
医療従事者の不足が懸念されるということは、業務を効率化して多職種がタスクシフ
ト・シェアを進めるとともに、組織の魅力を高めて人が集まる組織づくりに、より力

を入れる必要があると考えます。

　タスクシフト・シェアについては詳しくは 152 ページの項で述べていますが、タスクシフト・シェアによる業務改善が進まない医療機関は、「タスクシフト」ばかりに重きを置いているところが多いと感じています。タスクシフトにより業務が他部署へ移動しただけでは組織全体の業務量は変わらず、むしろ他部署の負荷が増すだけで組織内の不満感は増えます。「タスクシフトにより業務の見直しを行ったら、組織の求心力が低下してしまった」といった医療機関からの相談は少なくありません。「そもそもこの業務は必要なのか？」というところから見直したうえで、どの職種が行ってもよい業務をどのようにシェアするかを検討していきたいところです。

　また、魅力的な組織づくりも欠かせません。今いる人を大切にする組織であれば、現役世代が急減する中でも「働きたい」「働き続けたい」組織として選ばれるはずです。忙しい現場において「組織づくり」は必ずしも緊急性が高くないテーマではありますが、「中長期的な医療機関の存続」という重要性が高いテーマでもあることを考慮し、どんな組織でありたいか、どんな看護部でありたいかについて、一緒に働く職員と考え、語り合う時間をつくることをおすすめします。それは管理者自身にとっても大切な時間となるはずです。

引用・参考文献

1）厚生労働省. 令和 6 年度の同時報酬改定に向けた意見交換会について. 2023 年 3 月 15 日. 2. https://www.mhlw.go.jp/content/12404000/001072577.pdf（2023 年 4 月閲覧）
2）厚生労働省. 令和 6 年度の同時報酬改定に向けた意見交換会（案）. 2023 年 1 月 18 日. 1. https://www.mhlw.go.jp/content/12404000/001039393.pdf（2023 年 4 月閲覧）
3）厚生労働省. 令和 3 年病床機能報告の報告結果について. https://www.mhlw.go.jp/stf/seisakunitsuite/bunya/open_data_00008.html（2023 年 4 月閲覧）
4）厚生労働省. 意見交換会の基礎資料. 2023 年 3 月 15 日. 19. https://www.mhlw.go.jp/content/12404000/001072589.pdf（2023 年 4 月閲覧）
5）前掲書 4. 3.
6）前掲書 4. 6.

看護職の処遇改善

市立ひらかた病院 副院長 兼 看護局長

白石 由美

> **POINT**
>
> ▶ 看護職員等処遇改善事業補助金の活用、看護職員処遇改善評価料の新設、医療職俸給表（三）見直しと、国は看護職の処遇改善を進めている。
> ▶ 処遇改善を実際に行うのは各医療機関である。看護職員の働きを正当に評価するためには、看護管理者が行動を起こす必要がある。

国が推進する看護職の処遇改善の概要

　厚生労働省の「令和2年賃金構造基本統計調査」によると看護師の月平均賃金（ボーナスを含む）は39万4,000円で、医師の100万8,000円に対し半分以下となっています。また一般労働者（産業計・大卒）と看護師の年齢階層別月額賃金を比較すると、30代後半から4万5,000円、50代前半では14万9,000円の差が生じていることがわかります[1]。つまり同じ病院内においても看護職と事務職との月額賃金には大きな差が生じているということです。看護職の処遇改善に関しては、日本看護協会が長年取り組んでいる悲願であるといえます。

　そのような中、2022年12月9日に厚生労働省医政局長より、日本看護協会ならびに医療関係団体等に対して「看護師のキャリアアップに伴う処遇改善の推進について」が通達されました。内容は、2022年11月18日に公布された国家公務員俸給表である医療職俸給表（三）の改正を受けて、国立以外の医療機関などにおいても看護職員のキャリアアップに伴う処遇改善の推進を検討するよう要請するものです[2]。

　公立、民間を問わず看護職員の賃金制度は医療職俸給表（三）の影響を何らか受けていることが多く、**表1**[3] からわかる通り、これまでは新人から副看護師長まで約8割の看護職員が2級に留め置かれ、経験を積んでも、認定看護師などの資格を取得しても、看護師長にならない限り昇格はできませんでした[4]。改正後は管理的立場にある副看護師長と「とくに高度の知識経験に基づき困難な業務を処理する看護師」が新たに3級に位置づけられ、看護師長は等級が上がりました。

　国はそれまでにも看護職の処遇改善に着手しており、2022年2月から9月の期

表1 医療職俸給表（三）級別標準職務表　これまでと見直し後

職務の級	これまで	見直し後
1級	准看護師の職務	准看護師の職務
2級	1.看護師の職務 2.保健師または助産師の職務	1.看護師の職務 2.保健師または助産師の職務
3級	医療機関の看護師長の職務	1.医療機関の副看護師長の職務 2.とくに高度の知識経験に基づき困難な業務を処理する看護師の職務
4級	医療機関の副総看護師長もしくは副看護部長または困難な業務を処理する看護師長の職務	医療機関の相当困難な業務を処理する看護師長の職務
5級	医療機関の総看護師長もしくは看護部長または困難な業務を処理する副総看護師長もしくは副看護部長の職務	医療機関の総看護師長もしくは看護部長または困難な業務を処理する副総看護師長もしくは副看護部長の職務
6級	とくに規模の大きい医療機関の総看護師長または看護部長の職務	とくに規模の大きい医療機関の総看護師長または看護部長の職務
7級	きわめて規模の大きい医療機関の看護部長の職務	きわめて規模の大きい医療機関の看護部長の職務

（文献3より引用）

間、地域でコロナ医療など一定の役割を担う医療機関の看護職員に対して、収入1%程度＝月額4,000円相当を引き上げるための措置を行いました（看護職員等処遇改善事業補助金）。また10月以降は同要件の看護職員の収入を3%程度＝月額1万2,000円相当引き上げるために、「看護職員処遇改善評価料」を診療報酬で新設しました。

　以下に、市立ひらかた病院（以下、当院）が新型コロナウイルス感染症（以下、新型コロナ）において対応してきたことを交えつつ、これらの看護職の処遇改善について取り組んだ内容を紹介します。

当院の新型コロナ対応についての概要

　2020年1月、大阪府から当院へダイヤモンド・プリンセス号の新型コロナ患者受け入れ要請があり、病院全体が一気に不安の渦に巻き込まれました。

　当院は大阪府の北河内二次医療圏120万人をカバーする唯一の公立病院であり、病床数335床、看護配置7対1、第二種感染症指定医療機関、大阪府がん診療連携拠点病院、二次救急指定医療機関です。基本理念として「心のかよう医療を行い、信頼される病院」を掲げ、患者や地域との信頼関係を築き、安心と満足の得られる医療を提供することで地域に貢献することを目指しています。その理念と第二種感染症指定

医療機関であるという責務の中、新型コロナに対応する日々は筆者も気持ちが揺れ続けていたことを記憶しています。

当時は内科医師の拒否感が強く、一時は怒号が飛び交い、何度も職員集会を開催しました。そのような状況の中、2020年1月31日に中国から帰国した重症患者を受け入れたことにより、医師を含めた医療従事者の倫理観が保たれたと思います。

当初は看護局が中心となりすべてのマニュアルを作成し、感染管理認定看護師とともにゾーニング管理を行いました。院内は混乱している状況でしたが、枚方市保健所と何度も協議を行い、ささいなことも共有・実践し、新型コロナ患者を受け入れることで自分たちの自信につなげていきました。そして日本で初めてオミクロン株の患者を当院が受け入れた第4波においては、救急搬送されてくる患者が重症であることが多く、病院全体に激震が走りました。

当院は重症患者受け入れ病院ではありませんが、第1波から重症患者を診ることを余儀なくされました。そのため一般病棟を1つ閉鎖し、看護人員の充実を図りました。しかし受け入れた患者の状態が悪く、入院後に気管内挿管が相次ぎ、人工呼吸器管理となりました。急きょ総室4床を2つ、計8床をHCUとして稼働させました。病院内より、心電図モニターやSpO$_2$モニター、人工呼吸器、酸素ボンベなどを集めて感染症病棟に配備し、集中管理体制を整えました。また、枚方・寝屋川消防隊と話し合い「在宅死ゼロ」を合い言葉に、二次医療圏の患者の入院を強く誘導しました。人工呼吸器が最後の1台という日々が多く続きましたが、行政機関である大阪府入院フォローアップセンターと密に連携をとり「命」を守り抜きました。

第7波においては、職員の家族内感染により勤務可能な医療従事者が激減する中、発熱患者の激増や救急車搬送による小児患者の急増もあり、医療が逼迫しました。大阪府下では新型コロナを受け入れる小児医療機関が少なく、他の公立病院からも痙攣重積患児を多く受け入れました。大阪府への届け出は小児科病床は5床としていましたが、最大12床まで拡大して広域に受け入れました。当時の受け入れ小児患者数は大阪府下で第2位となりました。

この3年間、筆者自身もさまざまな困難に直面しましたが、そのときに「何が求められているか」「何をしなければいけないか」を瞬時に判断してきました。

枚方市役所・市議会・地域医師会への訴え

　当院は感染床病棟は別エリアになっており、ゾーニングができています。しかし「当院を受診したら新型コロナに感染する」という噂や、看護職員をはじめとする医療従事者に対し心ない言葉を投げかけられることが多く発生し、筆者は看護師になって初めて群衆による「ハラスメント」を実感しました。

　真摯に医療や看護を行っている事実とこの現状を何とか理解していただきたいと考え、「病院の玄関で行っている発熱外来へのスクリーニング、検査、感染床病棟への入院、HCU の状況、看護師・医師の働いている姿、退院された患者の言葉」などを映像記録として残し、市長をはじめ市会議員に現状を訴え、協力要請を行いました。その後、病院長が保健所長とともに地域連携研修会を開催し、地域の医師たちに当院の取り組みを伝え、新型コロナについての医療と治療についても説明を行いました。この 3 年間、病院審議会・地域連携協議会を計 72 回開催し、その都度、新型コロナへの取り組みを発表してきた結果、行政・市会議員・医師会から当院の取り組みについて理解を得られ、毎回、感謝の言葉をいただきました。

職場環境の改善への取り組み

≫ 1）清掃業者導入と紫外線消毒器の購入

　新型コロナの感染拡大初期の頃、感染症病棟では清掃業者から通常の清掃を拒否され、実施することができませんでした。また看護補助者によるベッドメイキングや配膳・患者移動・医療器械の清掃なども実施できず、看護師がすべて行っていました。退院から次の入院までの清掃時間は 2 時間程度とかなりの負担であり、事務局とともに新型コロナの清掃に従事する業者を探し続け、2020 年 8 月より契約することができました。

　また紫外線消毒器の購入については、清掃に対して長時間を有することや飛沫感染対策などを踏まえて、感染管理認定看護師・ICT・病院長と検討し、約 3,000 万円の予算化を決定して 2020 年 11 月 25 日に 4 台導入しました。

　紫外線消毒器は感染症病棟のみならず一般病棟でクラスターが発生した際の室内消毒や、救急外来・一般外来にも使用し、看護師・看護補助者の業務負担軽減につなが

りました。またこれにより、医療職が安心して業務に従事することができています。

》》 2）発熱外来への人員配備

　当院では2020年より看護師長と管理師長、事務部門が、診療開始時間前から病院玄関前で発熱者に対して新型コロナ患者のスクリーニングを行い、発熱外来へ誘導していました。宿直師長は夜間の新型コロナ患者の対応だけでなく朝のスクリーニングも行っていたことから、事務局会議・幹部会議に負担軽減を提案しました。その結果、委託業者でのスクリーニングが可能となり、業務負担の軽減につながりました。また、発熱外来・救急外来については派遣看護師を獲得することができました。

》》 3）感染症等対策手当の見直し

　当院は1999年より第二種感染症指定医療機関の指定を受けており、結核やMERS疑いなどの感染症患者を受け入れてきました。しかし特殊勤務手当はわずか290円／日で、さらにその支払いは感染症病棟勤務者のみという状況でした。2020年3月18日、総務省から「新型コロナウイルス感染症により生じた事態に対処するための防疫等作業手当の特例について」（特殊勤務手当）の一部改正が事務局長に通知されました[5]。感染症の対応に関しては多岐にわたる部署で行われるため、特殊勤務手当が必要と考え、総務省からの通知をもとに事務局へ早急に特殊勤務手当を増額するようお願いしました。あわせて「特殊勤務手当の支給基準」を作成しました（図1）。

看護職員の処遇改善への取り組み

》》 1）「看護職員等処遇改善事業補助金」の活用

　当院の夜勤手当を例にあげると、看護師の2交代夜勤手当（16時間）が1回当たり9,800円、準夜勤4,000円、深夜勤5,200円です。これに前述の特殊勤務手当4,000円がプラスになります。しかし医師に関しては特殊勤務手当4,000円のほか、感染症病棟においては救急対応で当直料が支払われています。その額は看護師の夜勤手当の何十倍にも及びます。副院長になりその金額を初めて確認した際、憤りを感じると同時に自身の無力さを痛感しました。日本看護協会・日本看護連盟も長らく看護職員の処遇改善の活動を行っていますが、筆者自身もトップマネジャーとして取り組

図1 特殊勤務手当の支給基準

①新型コロナ患者（疑いを含む）長時間業務　4,000円
②新型コロナ患者（疑いを含む）15分以内の接触　3,000円

①4,000円の手当の支給が想定される業務　（上記①②に該当しない場合は適用外）

想定される業務内容	想定される職種
感染症病棟での診療や看護に係る業務	医師・看護師・放射線技師・臨床工学技士 など
発熱外来Ⅰにおける発熱者への診療業務	医師・看護師・放射線技師 など
発熱外来Ⅱにおける検体採取業務	医師・看護師 など
新型コロナの疑いがあるとして診断された患者の診療業務	医師・看護師 など
感染症患者（術後判明を含む）への手術や分娩など	医師・看護師 など

②3,000円の手当の支給が想定される業務

想定される業務内容	想定される職種
患者に接した場合が短時間（おおむね15分以内）の場合	医師・看護師・放射線技師・臨床工学技士 など
新型コロナの病原体が付着し、もしくは付着しているおそれのある物件の処理業務 リネンの処理・使用機材の消毒作業・配膳作業 など	看護師・放射線技師・臨床工学技士 など

むことを決心し、やり遂げることを最大の課題としました。

　そこで院内においては、事務局長・事務局次長と常に看護職員の処遇改善に関する社会情勢を共有しました。また病院事業管理者や病院長に対しては前述の「一般労働者（産業計・大卒）と看護師の年齢階層別月額賃金」の比較を示し、「コロナ克服・新時代開拓のための経済対策」が2021年11月19日に閣議決定された際は、2022年1月には幹部ミーティングを通じて、補助金活用案の積極的な運用を申し出ました。その結果、副院長会議・幹部会議を経て「看護職員等処遇改善事業補助金」（次ページ表2）[6] を活用して、2022年2月より収入の1%程度＝月額4,000円を増額することが決まり、予算措置としては2022年度当初予算に計上することができました。他の医療従事者については2022年2月から9月まで、他の補助金より同様の処置となりました（次ページ図2）。

》》 2)「看護職員処遇改善評価料」の獲得に向けて

①事務局・幹部との協議

　2022年8月3日、厚生労働省保険局医療課の課長より中央社会保険医療協議会に

表2 看護職員等処遇改善事業補助金の概要

対象期間：2022年2月〜9月の賃金引き上げ分
（以降も、別途賃上げ効果が継続される取り組みを行う）

補助金額：対象医療機関の看護職員（常勤換算）1人当たり月額平均4,000円の賃金引き上げに相当する額 ※4,000円の賃金引き上げに伴う社会保険料の事業主負担の増加分も含む

対象となる医療機関：以下のすべての要件を満たす医療機関
・地域でコロナ医療など一定の役割を担う医療機関であること：一定の救急医療を担う医療機関（救急医療管理加算を算定する救急搬送件数200台／年以上の医療機関および三次救急を担う医療機関）
・2022年2・3月分（2021年度中）から実際に賃上げを行っていること（医療機関は都道府県に賃上げを実施した旨の用紙を提出。メールなどでの提出も可能）。なお、2022年2月分の支給に間に合わない場合は、3月に一時金などにより支給することを可能とする
・2022年4月分以降は、賃上げ効果の継続に資するよう、補助額の2/3以上をベースアップなど（基本給または決まって毎月支払われる手当による賃金改善）に使用すること。なお、就業規則（賃金規程）改正に一定の時間を要することを考慮し、2022年2・3月分は一時金などによる支給を可能とする

賃金改善の対象となる職種：
・看護職員（看護師、准看護師、保健師、助産師）
・医療機関の判断により、看護補助者、理学療法士・作業療法士などのコメディカルの賃金改善にあてることが可能

（文献6より引用）

図2 医療従事者の処遇改善措置の仕組み

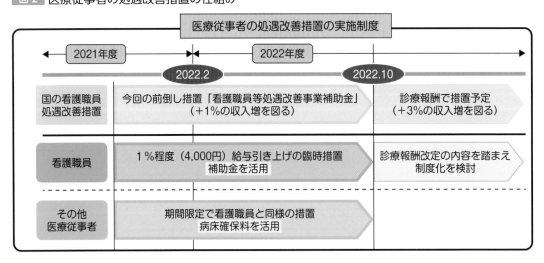

対して、「看護職員処遇改善評価料」の新設についての内容が示されました。その概要は**表3**の通りです。早速、当院が要件に該当するかを事務局と確認しました。そして給与表にどのようなかたちで反映させるかをさらに協議し、看護職員処遇改善評価

表3 看護職員処遇改善評価料の概要

基本的な考え方：地域で新型コロナ医療など一定の役割を担う医療機関に勤務する看護職員を対象に
2022年10月以降、収入を3％程度（月額平均1万2,000円相当）引き上げるための処遇改善の仕組みを創設する
施設基準：救急医療管理加算に係る届け出を行っている保険医療機関であって、救急搬送件数200台／年以上であること など
算定の条件：看護職員に対して当該評価料の算定額に相当する賃金の改善を実施すること（医療機関の判断により他のコメディカルを賃金措置対象者に加えることも可）

図3 当院における看護職員処遇改善評価料の算定

看護職員の賃上げ必要額

$$【A】 = \frac{（当該保険医療機関の看護職員数 \times 12,000円 \times 1.165）}{当該保険医療機関の延べ入院患者数 \times 10円}$$

【A】	区 分	点 数
1.5未満	評価料1	1点
1.5以上2.5未満	評価料2	2点
2.5以上3.5未満	評価料3	3点
⋮	⋮	⋮
53.5以上54.5未満	評価料54	54点（当院）
⋮	⋮	⋮
335.0以上	評価料165	340点

当院における看護職員処遇改善評価料（概算値）

$$\frac{看護職員数（常勤換算）304人 \times 12,000円 \times 1.165}{延べ入院患者数（直近3カ月平均）7,864人 \times 10円} = 54.04 \Rightarrow 54点（540円）$$

540円×延べ入院患者数7,864人＝4,246,560円（6カ月：25,479,360円）

実施時期：2022年10月の月例給与から（※2022年10月1日付けで「市立ひらかた病院職員の給与等に関する規程」を改正）

フルタイム職員の賃上げ額の例
毎 月 給 与：給与月額8,032円＋地域手当803円＝8,835円
期末・勤勉手当：8,032円×1.1×4.3月＝37,991円
8,835円×12カ月＋37,991円＝144,011円／年

料を特別手当か給与月額、地域手当および勤勉手当の総額ベースに組み込むことができるかなどの交渉を行いました。その結果、看護職員の給与水準を上げることが前提のうえで、給与月額ベースに加算して予算措置化を図ることが内諾されました（図3）。また、看護職員処遇改善評価料はコロナ禍の看護師の処遇改善が土台になっているため、他のコメディカルを賃金措置対象者にしないことを強く要望しました。幹

表4	当院の特別昇給制度	
助産師免許取得		3号級昇給
専門看護師資格取得		3号級昇給
認定看護師資格取得		2号級昇給
その他の資格取得		1号級昇給

※ただし、昇給は1度限り3号級を上限とする

部ミーティング・副院長会議・幹部会議を経て、2022年9月の市議会へ議案を提出し、予算措置が可決されました。

②組合との協議

　組合委員長・副委員長に、看護職員処遇改善評価料についての考え方や給与への反映について説明しました。「他のコメディカルを賃金措置対象者に含むことはできないか」との発言がありましたが、看護職員が新型コロナへの取り組みにおいて果たしてきた役割を再度説明しました。そして、枚方市役所組合本部とともに了承を得ることとなりました。

③今後取り組むべき処遇改善：特別昇給制度とラダー評価

　当院には、助産師免許、専門看護師資格、認定看護師資格、その他、当院が定める資格を取得した場合の特別昇給制度（**表4**）があり、3号級が上限となっています。現状は認定看護師が特定行為研修を修了しても昇給できないため、その点の処遇改善は今後の課題として取り組みたいと考えています。

　また当院看護部では2021年度より旧ラダーを廃止し、JNAラダーに変更しています。看護師経験2年目からベテラン看護師・助産師の全職員で、JNAラダーⅠに取り組みました。そしてeラーニング受講や受講後のテスト・自己の看護観のレポートの提出を含めて実施した結果、認定率は94％でした。今後はJNAラダーⅢ・Ⅳと職位を連動させて、適切に評価していきたいと思っています。

今後の課題と展望

　新型コロナとの闘いは苦難の連続でしたが、さまざまな事案を乗り越えて取り組んだ結果、地域医療支援病院、大阪府小児地域医療センターの指定を受けることができました。また、看護職員処遇改善評価料の基本給への組み込みが実現できたことは、看護職員がすべてにおいて一致団結した結果だと思っています。今後はジェネラリストの熟練度に合わせた評価と、キャリアアップに伴いより高い職務に昇格できる体制づくりが必要だと感じています。

　新型コロナに関しては、2023年5月8日に第5類感染症になり新たな局面を迎えていますが、新型コロナ・災害対策など今までの経験を今後に活かし、看護職員が仕事にやりがいや充実感をもって働き続けられる職場づくりを目指していきたいと考えています。

引用・参考文献

1）公益社団法人日本看護協会．看護職員の処遇改善に向けて：看護管理者の皆さまへ．15-18．https://www.nurse.or.jp/nursing/shuroanzen/chingin/improvement/pdf/improve4ad.pdf?ver=20221109（2023年3月閲覧）
2）公益社団法人日本看護協会．看護職員の処遇改善に向けて．https://www.nurse.or.jp/nursing/shuroanzen/chingin/improvement/index.html（2023年3月閲覧）
3）厚生労働省医政局長．看護師のキャリアアップに伴う処遇改善の推進について．医政発1209第8号．2022年12月9日．https://www.nurse.or.jp/nursing/shuroanzen/chingin/improvement/pdf/20221209_1209_8.pdf（2023年3月閲覧）
4）公益社団法人日本看護協会．看護職員の処遇改善に取り組みましょう．https://www.nurse.or.jp/nursing/assets/improve_leaflet2023.pdf（2023年3月閲覧）
5）総務省自治行政局公務員部給与能率推進室長．新型コロナウイルス感染症により生じた事態に対処するための防疫等作業手当の特例について（人事院規則9-129の一部改正）．総行給第6号．2020年3月18日．https://www.soumu.go.jp/main_content/000684367.pdf（2023年3月閲覧）
6）厚生労働省．看護職員等処遇改善事業補助金の概要．https://www.mhlw.go.jp/content/000876922.pdf（2023年3月閲覧）
7）公益社団法人日本看護協会．看護職のキャリアと連動した賃金モデル：多様な働き方とやりがいを支える評価・処遇．2019年3月．https://www.nurse.or.jp/assets/pdf/shuroanzen/wage_model.pdf（2023年3月閲覧）

タスクシフト・シェア

社会医療法人美杉会グループ 理事・特任総看護部長 兼 看護部教育部長

髙須 久美子

POINT

▶ 医師の働き方改革の一環として、医療従事者内において業務の一部の移管（タスクシフト）や共同実施（タスクシェア）が活発化している。

▶ タスクシフト・シェアでは業務分担を見直し、医師の負担を軽減しつつ、各医療従事者が専門性を発揮することでチーム医療の質を上げることが望まれる。

看護職とタスクシフト・シェア

》》 1）看護職の就業継続に関する取り組みの概要[1]

　日本看護協会（以下、同会）は、2007 〜 2010 年に「看護職員確保定着推進戦略プロジェクト」を立ち上げ、「看護職の多様な勤務形態による就業促進」を働きかけるなど、看護現場の人材確保を支援してきました。その矢先の 2008 年、2 人の若い看護師の過労死が認定されるというショッキングな事件がありました。これを受け、さまざまな実態調査や研修会などが行われたことはご存じの方も多いのではないでしょうか。厳しい夜勤・交代制勤務や長時間の時間外労働といった過酷な労働環境を改善するとともに、結婚・出産・育児・介護などのライフイベントに直面したときにも辞めずに働けるよう、「仕事と生活の調和」を掲げ 2010 年からは「看護職のワーク・ライフ・バランス推進ワークショップ」がスタートしました。社会医療法人美杉会グループ（以下、当グループ）においても、2010 年度から積極的にワークライフバランス（WLB）推進事業を行ってきました。

　2013 年には看護職が安全に健康で働き続けられる職場環境の整備を目指し、同会は「看護職の夜勤・交代制勤務に関するガイドライン」（以下、夜勤ガイドライン）を公表しました。この夜勤ガイドラインでは、夜勤・交代制勤務による健康・安全・生活への影響を少なくする観点から、「勤務編成の基準」として 11 項目が提案されました。そしてこの基準の一部は、2012 年度診療報酬改定により「夜間看護体制加算」の要件に取り入れられています。

　このことからもわかるように、同会がさまざまな実態調査やヒアリング、検討委員

表1 働き方改革関連法で改正が行われた8つの法律

・労働基準法
・労働安全衛生法
・労働時間等の設定の改善に関する特別措置法
・じん肺法
・雇用対策法
・労働契約法
・短時間労働者及び有期雇用労働者の雇用管理の改善等に関する法律（パートタイム労働法）
・労働者派遣事業の適正な運営の確保及び派遣労働者の保護等に関する法律（労働者派遣法）

会、ワーキングなどを行いガイドラインや基準を作成することは、国を動かすことにもつながります。そのことを筆者ら看護管理者は知っておかなくてはならず、同会の動きについて、総会や協会ニュースを通じて情報収集するべきなのです。

》 2）WLBからヘルシーワークプレイスへ

　看護職の高齢化、そして看護職がさらされる業務上の危険、とくに患者などから看護職への暴力・ハラスメントの深刻化など、環境は著しく変化しています。そこで、「WLBはやっていて当たり前、次はヘルシーワークプレイスへ」とシフトチェンジが行われました。業務上の危険の理解とその対処に加え、加齢やライフステージなどに応じた健康管理や働き方、心身ともに健康な状態で看護を行うための健康づくりという視点から、同会は「看護職の労働安全衛生ガイドライン」を改訂し、2018年に「看護職の健康と安全に配慮した労働安全衛生ガイドライン　ヘルシーワークプレイス（健康で安全な職場）を目指して」を公表しました。

　2019年に実施した「病院および有床診療所における看護実態調査」の報告書[2]では、「プラチナナース（60歳以上の看護職員）の取り組み」「夜勤ガイドラインの実施状況」「職場に対する評価としてのWLB」「暴力・ハラスメント」などについて報告されています。「安心してやりがいを感じてその人らしく働き続けられる働き方」を検討する際のデータとしてこれらの項目を位置づけていることは、特徴の一つといえるでしょう。

　2018年6月には「働き方改革を推進するための関係法律の整備に関する法律」（働き方改革関連法）が成立しました。これにより時間外労働の上限が規制され、また年次有給休暇の年5日取得の義務化、勤務間インターバル確保の努力義務化などを盛り込んだ労働基準法をはじめ、労働に関する8つの法律が改正されました（**表1**）。看護管理者としてはどれも知っておくべき法律です。ここで気をつけることは、よく聞く「働き方改革」という言葉は「法案」そのものではなく、働き方に関するさまざ

な取り組みを集めたものである点です。その中に8つの法改正があったと理解するとわかりやすいでしょう。

　同会は、2021年には「就業継続が可能な看護職の働き方の提案」を発表しています。この中で「看護提供体制を維持していくためには、看護職ができるだけ長く、健康で働き続けられる、持続可能な働き方の実現と、これを支える職場環境の整備が喫緊の課題である」[1] と述べています。

≫ 3)「患者にとっての利益」のためのタスクシフト・シェア

　2024年の医師に対する時間外労働の上限規制の適用に向け、2020年12月に国において「医師の働き方改革を進めるためのタスク・シフト／シェアの推進に関する検討会」の議論が取りまとめられ、2021年には関連する法律が改正されました。

　医師の働き方改革のもとでタスクシフト・シェアが進められる中でも、国民が必要とする医療が安全かつタイムリーに提供されるためには、患者の最も身近にいる看護師が裁量を活用し、さらに専門性を発揮していくことが必要とされています。そこで2022年に「看護の専門性の発揮に資するタスク・シフト／シェアに関するガイドライン及び活用ガイド」（以下、「ガイドライン及び活用ガイド」）が作成されました。以下の「基本理念」[3] が示す通り、保健師助産師看護師法等法令を遵守し、これまでに同会が公表した「看護職の倫理綱領」（2021年）および「看護業務基準」（2021年改訂版）に準拠すること、タスクシフト・シェアは医師や看護師が楽になるために行うのではなく「患者にとっての利益」を共通目標にすること、そして看護師がさらに専門性を発揮し、患者中心のより質の高い医療を提供することが掲げられていま

＜基本理念＞
1. 国民に必要な医療を安全かつタイムリーに提供できる
2. 法令で示されている各職種の業務内容や業務範囲、指示のあり方等について理解し、守る
3. 「看護職の倫理綱領」（2021年）および「看護業務基準」（2021年改訂版）に準拠する
4. 患者にとっての利益を共通目標とし、多職種でタスク・シフト／シェアについて取り組む
5. 看護師がさらに専門性を発揮し、患者中心のより質の高い医療を提供できる環境を整備する

す。それは「看護師個々の行為のシフト・シェアよりも、患者のいちばん近くにいる看護師が判断可能な範囲を拡大し、さらに専門性を発揮できるようにすることで、患者へのタイムリーな医療提供が可能となるとともに、医師・看護師双方の負担が軽減される」⁴⁾ からです。あくまでも合言葉は「患者にとっての利益」であることを忘れてはいけません。

法改正により進むタスクシフト・シェア

　2020年12月に厚生労働省から現行制度で実施可能と示された業務⁵⁾、および2021年5月の「良質かつ適切な医療を効率的に提供する体制の確保を推進するための医療法等の一部を改正する法律」（以下、医療法等の一部を改正する法律）の成立で、各医療従事者が行えるようになった業務を紹介します。

≫ 1）看護師へのタスクシフト・シェア

　医師から看護師へのタスクシフト・シェアは、基本的には特定行為研修を修了した看護師（以下、特定看護師）の業務（特定行為21区分38行為）があげられます。また特定看護師でなくとも、ある程度予測される病状に対して包括指示の整備が推奨されています。ここで重要になるのが「包括指示の活用」です。誰が誰にでも行っていいわけではなく、「求められる能力に応じた必要な教育を実施すること」が「ガイドライン及び活用ガイド」では示されています。診療の補助に関する「指示」には「具体的指示」と「包括的指示」があり、包括的指示については「行為の侵襲度」と「指示の包括度（看護師の裁量＝判断できる範囲の広さ）」によって、安全に実施するために看護師に求められる能力が異なります（※詳しくは「ガイドライン及び活用ガイド」p12参照）⁶⁾。そこで、包括的指示を活用する看護師に求められる知識・技術・判断の能力を明確にし、必要な教育を実施するべきと明記されています。

　「タスクシフト・シェアだから」と何でも看護部に押しつけられるのも困ったことになります。そこで看護管理者として今一度、業務の洗い出しを行い、どの業務が診療の補助なのか、療養上の世話なのか、どの部分を「包括的指示」とするのか、教育体制はどうするのかを明確化し、基準を作成する必要があります。また業務を見直すときの最も簡単な判断基準は「その業務、医師免許が必要ですか」と「その業務、看

表2 当グループのタスクシフト・シェア事例

> **その仕事、看護師免許いりますか？**
>
> 　朝のお茶配りは看護師免許は必要ない業務です。しかし看護補助者が1人で患者一人ひとりにやかんに入ったお茶を入れて回ると時間がかかりすぎるため、看護師も手伝っていました。そこで栄養部と相談し、温冷配膳車にお茶を載せてもらえるように依頼しました。患者からは「毎食、温かいお茶がついてくるのでありがたい」とほめていただき、看護師も朝の貴重な時間を看護に回せるようになりました。栄養部も大量のお茶の廃棄がなくなるなど、業務改善につながりました。

護師免許が必要ですか」です。医師免許が必要な仕事でなければ、医師の指示をもらわずに看護師が判断すべきことになります。そして看護師免許もいらない業務であれば、できる職種にお願いしていくことも必要です。事例を1つ紹介します（**表2**）。

≫ 2）特定行為研修を修了した看護師の配置

　特定行為研修を修了した看護師の配置は、タスクシフト・シェアの議論の中でも医師の負担軽減の効果が高いと期待されています。しかしこの特定行為研修は医師の働き方改革の議論が始まる以前から始まっており、厚生労働省は2025年までに10万人以上を養成する計画でしたが、2022年3月現在で修了者は4,832人[7]と当初の見込みを大きく下回っています。また、せっかく特定行為研修を修了しても周囲の理解が得られず手順書の作成も進まないなど、活躍させることなく退職させてしまったケースもあるようです。各施設の看護管理者には将来を見すえた取り組みが望まれるところです。

≫ 3）他職種へのタスクシフト・シェア

　医師の働き方改革を進めるための他職種へのタスクシフト・シェアについて、厚生労働省が検討会資料をホームページにアップしています[8]。また、医師から他職種へのタスクシフト・シェアができると提案された業務を整理してまとめています[9]。それぞれの施設で検討していく場合は、このような資料も参考にして進めることをおすすめします。検査や治療内容の説明、同意書の受け渡し、患者の案内などを看護師が抱え込んでいませんか。国は他職種が積極的に担うよう求めています。

薬剤師へのタスクシフト・シェア

　病院勤務の薬剤師には、専門性を活かし薬学管理全般を担うことが求められます。調剤室で薬の監査・調剤のみならず、病棟薬剤師として病棟内の業務やベッドサイド

で薬の効果や副作用を把握し医師に処方の見直しを提案することで、投薬の効果と安全性を高めることにつながります。当グループの薬剤師も積極的に関わり、減薬により薬剤費を大幅に削減できた事例もあります。また、重症度、医療・看護必要度の薬剤に関する部分を協力してもらうことで、評価漏れを防ぐことにもつながります。

診療放射線技師・臨床検査技師・臨床工学技士へのタスクシフト・シェア

　前述の医療法等の一部を改正する法律の成立により、2021年10月から診療放射線技師・臨床検査技師・臨床工学技士の業務範囲が拡大されました。ここでは詳しくは触れませんが、専門性を発揮するだけでなく、静脈路の確保とそれに付随する業務（薬剤の投与・抜針・止血）もできるようになりました。今までは途中で何度も看護師と交代するといった場面もありましたが、法改正により一連の業務プロセスとして自律的に行えるようになりました。タイムリーに安全に実施できるとともに、患者の待ち時間短縮にもつながることが期待されます。

医師事務作業補助者へのタスクシフト・シェア

　当グループでも積極的に活用しているのが医師事務作業補助者です。電子カルテや検査オーダーの代行入力が主な仕事になります。病棟では、医師事務作業補助者（当グループでは「クラーク」と呼称）の配置を行っています。診断書や意見書作成にも関わってくれており、医師の労働時間削減につながっています。この業種は事務作業にとどまらず、診察前の予診や検査の説明、同意書の受領、入院時のオリエンテーションなど、さまざまな面から診療をサポートすることが求められています。

救急救命士へのタスクシフト・シェア

　前述の法改正により、2021年10月から業務範囲が拡大されています。今までは病院などの医療機関に搬送されるまでに限定されていた救命処置が、救急外来でも実施可能となりました。とはいえ救急隊が潤沢に存在しているわけではないため、長時間拘束することはできませんが、蘇生中の手が足りない場面では大いに助かることが期待できます。

医師から医師へのタスクシフト・シェア

　タスクシフト・シェアは、医師の仕事を看護師や他職種に単にシフトしていけばいいというわけではありません。制度委員会を立ち上げるなど、院内で周知および合意を得ることが大切です。また、医師の間でも業務の重みに格差がないかを検討し、医師同士のタスクシフト・シェアを行うことも重要です。ある病院では教授が率先して

表3 当グループの医師間のタスクシフト・シェア事例

医師による医師のためのタスクシフト・シェアの取り組み

　当グループでは、コロナ禍は内科の医師の負担が大きくなっていましたが、外科医である院長が率先して新型コロナ患者の診療にあたり、グループ内の感染対策やPCR検査なども対応しました。

　また、毎月の会議で受け持ち入院患者の数や外来診療の医師別数などが提示されるため、負担の大きい医師に対しては負担軽減に努めています。

　一人の患者を複数の医師で診るチーム制の導入も早くから実施しており、外来においては疾患（臓器）別ではなく、患者を包括的に診る総合診療医を配置するといった取り組みを行っています。

業務の偏りをなくす動きをしているとのことです。**表3**に当グループの事例を紹介します。

看護管理者としてどのように進めていくか

　前述しましたが、2024年4月、時間外労働の上限規制が医師に関しても適用されます。看護部だけでなく院内でどうタスクシフト・シェアを進めていくべきか、他部門も巻き込んだ大きな改革が必要だといえます。まずは看護管理者が「ガイドライン及び活用ガイド」を熟知してスタッフに発信するとともに、研修会などを行うことが重要です。医師の働き方改革が進められる状況においても看護師が専門性を発揮し、患者中心の質の高い医療を提供することができるよう、特定看護師の育成および活用など、先を見すえた対応も望まれます。

　厚生労働省もタスクシフト・シェアに積極的に取り組むことを推進しており、これからも法律はどんどん改正されていくと思われます。常に関心を示し、情報を得る努力が必要な分野だといえるでしょう。「その仕事、医師免許が必要ですか？」「看護師免許が必要ですか？」を合言葉に、免許がなくても可能な仕事はタスクシフト・シェアを行い、他職種を巻き込んで互いの業務改善を図るとともに、看護師が看護に専念できる時間を確保していくべきです。

引用・参考文献

1) 公益社団法人日本看護協会. 就業継続が可能な看護職の働き方の提案. 2021年3月. 3. https://www.nurse.or.jp/nursing/shuroanzen/hatarakikata/pdf/wsr_fornurse.pdf（2023年4月閲覧）
2) 公益社団法人日本看護協会. 2019年病院および有床診療所における看護実態調査報告書. 2020年12月. https://www.nurse.or.jp/home/publication/pdf/report/2020/efficiency_report2019.pdf（2023年4月閲覧）
3) 公益社団法人日本看護協会. 看護の専門性の発揮に資するタスク・シフト／シェアに関するガイドライン及び活用ガイド. 2022年6月15日. 5-6. https://www.nurse.or.jp/nursing/shift_n_share/guideline/pdf/tns_guideline.pdf（2023年4月閲覧）
4) 公益社団法人日本看護協会. 役割分担（タスク・シフト／シェア、看護補助者）. https://www.nurse.or.jp/nursing/shift_n_share/（2023年4月閲覧）
5) 厚生労働省. タスク・シフト／シェア推進に関する検討会議論の整理の公表について：別添2 現行制度の下で実施可能な業務について. 2020年12月23日. https://www.mhlw.go.jp/content/10800000/000709445.pdf（2023年4月閲覧）
6) 前掲書3. 12.
7) 厚生労働省. 看護師の特定行為研修を修了した看護師数（2022年3月現在）. https://www.mhlw.go.jp/content/10800000/000921271.pdf（2023年4月閲覧）
8) 厚生労働省. 医師の働き方改革を進めるためのタスク・シフト/シェアの推進に関する検討会. https://www.mhlw.go.jp/stf/newpage_07275.html（2023年4月閲覧）
9) 厚生労働省. ヒアリングで医師から既存職種へタスク・シフト/シェア可能とプレゼンテーションされた項目について、事務局として現行制度上の実施の可否を可、不可、不明確で整理したもの（案）. 第2回医師の働き方改革を進めるためのタスク・シフト/シェアの推進に関する検討会 資料2-1. 2019年11月8日. https://www.mhlw.go.jp/content/10800000/000564149.pdf（2023年4月閲覧）
10) 公益社団法人日本看護協会. 看護職の働き方改革. https://www.nurse.or.jp/nursing/shuroanzen/hatarakikata/index.html（2023年4月閲覧）

BCP

社会医療法人美杉会グループ 理事・特任総看護部長 兼 看護部教育部長
髙須 久美子

POINT

▶ 医療施設におけるBCPは、災害拠点病院に限らず一般医療機関や診療所、訪問看護ステーション、介護施設などでも必須のものである。

▶ 有事に迅速に対応するためには、BCPを皆で策定し、繰り返し訓練を行い、問題点があれば練り直すというように、PDCAサイクルを回し続ける必要がある。

医療施設におけるBCP策定の重要性

　BCP（Business Continuity Plan＝事業継続計画）とは、自然災害や感染症のまん延、大事故などの不測の事態が発生しても重要な事業を中断させない、または中断しても可能な限り短い期間で復旧させるための方針や体制、手順などを示した計画のことです[1]。電気や水道、ガスといった生活を支えるためのインフラの一つである「医療」は、国民生活においてなくてはならないものです。有事のときにも止めるわけにはいかず、規模を縮小してでも提供できるようにしておかなくてはなりません。

　そこで災害拠点病院や一般医療機関などにおいては、事前に有事の際の被害を想定し、体制や業務などについてBCPを綿密に策定しておく必要があります。病院のBCPは「MCP（Medical Continuity Plan）」と呼ばれ、「医療継続計画」と呼称する場合もあります。

　過去にも地震や災害、テロなどの緊急事態が発生したときに、被害を最小限にとどめる努力を行うとともに事業が継続できるよう、各医療施設は対策を講じてきました。しかし新型コロナウイルス感染症（以下、新型コロナ）のまん延に伴い長期化した非日常の中、BCPはなくてはならないものだとあらためて気づかされた看護管理者も多いのではないでしょうか。クラスターの発生や、勤務者またはその家族が感染したことによる人員不足、そのような場合でも医療を継続していかなくてはならない苦悩を皆が味わったのではないかと思います。新型コロナが5類感染症へと移行し終息の兆しはあるにしろ、まだまだ予断をゆるさない状況が続いています。だからこそ国もBCP策定に力を入れています。

これまでにも、1995年の阪神・淡路大震災や2011年の東日本大震災など、大規模な有事は何度もありました。そのような緊急事態が起こった際に、十分なBCP対策を講じていることが継続的な医療の提供を可能にします。

「うちの病院は、事務の担当者が作成するから大丈夫」と避けている看護管理者はいませんか。BCPは皆で作成していかなくてはならないものです。事務が作ったかたちだけのマニュアルで終わらせるのではなく、実際に機能するものにしなくてはなりません。そして内容を周知徹底し、繰り返し訓練を行いながら、問題点があれば再度練り直して作成していくといったPDCAサイクルを回すべきものなのです。

≫ 防災マニュアルとBCPの違い [2]

「すでに防災マニュアルを作成しているから大丈夫」という施設も多いかもしれません。しかし、BCPと防災マニュアルは目的が異なります。マニュアルは災害時に病院として患者や従業員の安全を守ること、そして資源の確保を目的としています。

BCPにおいても人命や資源の確保は重要ですが、それだけでなく「災害時に病院の医療サービスを継続的に提供すること」を目的としています。ですから有事が発生したときに、たとえば「患者の優先順位を決める」「緊急度の高い手術のみを行う」「清拭などはせず、休日体制とする」など、限られた人員や資源で何ができるか、どのように機能を復旧するかなども含めて考えておく必要があります。とくに病院は、傷病者が増える災害時に確実に機能することが求められています。ですから防災マニュアルとは別にBCPの策定が必要なのです。

BCPは誰が策定すべきか

国は各医療・介護施設に対してガイドラインの作成を促しています。都道府県によってはすでに県をあげて取り組んでいるところもあります。厚生労働省のホームページには訪問看護や介護施設向けのBCPのひな型や、動画配信によるBCPの説明などもあります [3]。東京都では東京都福祉保健局が「医療機関の事業継続計画（BCP）策定ガイドライン」 [4] を作成しており、災害拠点病院向け・災害拠点連携病院向け・一般医療機関向けが用意されています。これらを活用しながら自施設が実際に使えるものを作成していくとよいでしょう。

まずは総務や事務部と看護部、コメディカル、医師も含めた BCP 策定チームを組織をあげて結成し、責任者の選定を行い、基本方針を明確化することから始めます。ホームページ上の資料には行動内容の文書化といった具体的な対策方法も記載されているので、これらを参考に計画を立案することが可能です。「誰が策定すべきか」の答えは「皆で策定すべき」となります。看護部としても策定に関わり、必要事項を理解したうえで使えるものにしていきましょう。

BCP 策定の実際

内閣府が提示している「事業継続ガイドライン」には、事業継続マネジメント（BCM）の全体プロセスが示されています図1 [5]。各プロセスはまず「方針の策定」から始まり、「分析・検討」「事業継続戦略・対策の検討と決定」を踏まえ、次の計画を策定するとしています。

> 1）事業継続計画の策定
> 2）事前対策の実施計画
> 3）教育・訓練の実施計画
> 4）見直し・改善の実施計画

》》当グループの訪問看護ステーションにおける策定事例の紹介

社会医療法人美杉会グループ（以下、当グループ）でも「事業継続ガイドライン」（2021 年 4 月版）を参考に各施設が BCP を策定しましたが、本稿ではグループ内の訪問看護ステーションの事例を紹介します。勤務者の分母が病院よりも少ない訪問看護ステーションは新型コロナのあおりを受けやすく、クラスターこそ発生しませんでしたが、スタッフの家族や子どもの感染、利用者の感染などで事業規模の縮小を余儀なくされた経験があり、早急に策定が必要だったためいち早く取り組みました。

訪問看護ステーションでは、1 年かけて毎月実施している勉強会の時間を BCP 策定の学びとディスカッションの時間と位置づけ、職員皆で BCP を作り上げることにしました。まずは前述の厚生労働省が提供している動画 [3] で学びを深め、スタッフの意識統一からスタートしました。そして「リソース（資源）を中心に考え、有事のと

図1 事業継続マネジメント（BCM）の各プロセス

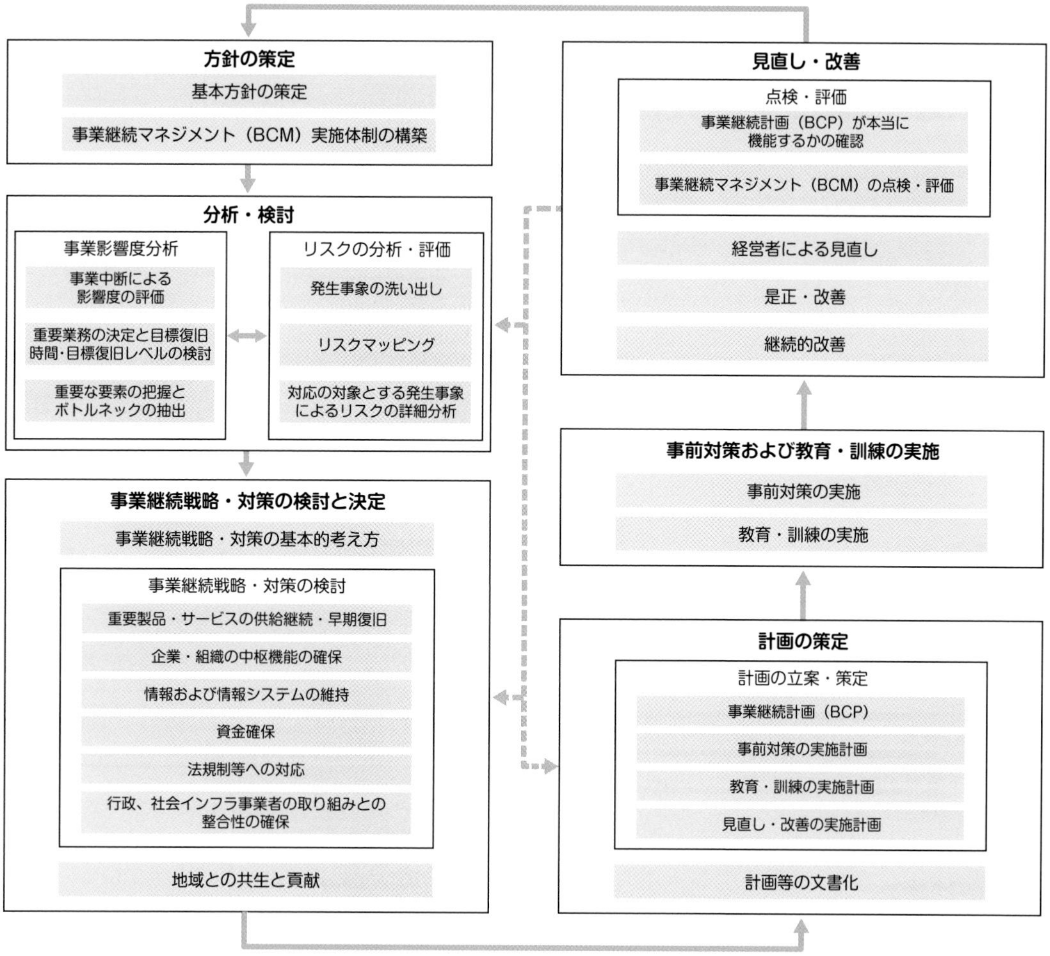

方針の策定
- 基本方針の策定
- 事業継続マネジメント（BCM）実施体制の構築

分析・検討

事業影響度分析
- 事業中断による影響度の評価
- 重要業務の決定と目標復旧時間・目標復旧レベルの検討
- 重要な要素の把握とボトルネックの抽出

リスクの分析・評価
- 発生事象の洗い出し
- リスクマッピング
- 対応の対象とする発生事象によるリスクの詳細分析

事業継続戦略・対策の検討と決定
- 事業継続戦略・対策の基本的考え方

事業継続戦略・対策の検討
- 重要製品・サービスの供給継続・早期復旧
- 企業・組織の中枢機能の確保
- 情報および情報システムの維持
- 資金確保
- 法規制等への対応
- 行政、社会インフラ事業者の取り組みとの整合性の確保

- 地域との共生と貢献

見直し・改善

点検・評価
- 事業継続計画（BCP）が本当に機能するかの確認
- 事業継続マネジメント（BCM）の点検・評価

- 経営者による見直し
- 是正・改善
- 継続的改善

事前対策および教育・訓練の実施
- 事前対策の実施
- 教育・訓練の実施

計画の策定

計画の立案・策定
- 事業継続計画（BCP）
- 事前対策の実施計画
- 教育・訓練の実施計画
- 見直し・改善の実施計画

- 計画等の文書化

（文献5より引用）

きにも減らさない・活用できる・継続できる」[2]という視点をもって作成しました。基本方針を明確にし、推進体制を決定し、災害時の地域性を知るためにすべてのスタッフが「市町調べ」を行いました。インターネットでのリサーチはもちろん、市役所などに出向き、防災マップを入手し、災害時に利用者宅ではどのようなリスクがあるかを把握するようにしました（次ページ**表1**）。一人がまとめて調べればよいのではと思うかもしれませんが、「全員が調べる」ということに意味があります。そうすることで自分が担当している利用者宅の状況がわかり、より防災に対する意識が高まります。実際に利用者宅まで行き、いちばん近い救護所まで車いすで行けるかどうかを確認したスタッフもいました。

　次に利用者の優先順位の基準を作成し（次ページ**表2**）、実際の利用者をSABCのランクに分けました。病院では当たり前に行われている「担送・護送・独歩」の分類

表1 宿題として実際に調べた内容

> **リスクの把握**
> ・想定されるリスクを考える
> ・ハザードマップなどの確認
> ・各自で調べて次月に発表！
> ・受け持ち利用者の市町はどうか調べること
> ・皆で共有できるように資料を持ち寄ること
> ・最終 BCP のハザードマップ欄に別紙として添付する

表2 優先度の判定基準

優先度	日常生活自立支援	要介護度	管理状況	介護者の有無	家族の有無
S	優先度Aの利用者の中でも、介護者の状況、家族の有無、管理状況を考慮して、最も優先的に訪問が必要な利用者				
A	B〜C 寝たきり	4〜5 認知症あり	・呼吸器・ＨＯＴ・吸引・バルン ・薬セット・摘便・ストマ ・医療処置（1日数回以上あり）	なし	独居 日中独居
B	A〜C 準寝たきり	1〜3 認知症あり	・医療処置（1日1回程度）	日中不在	常時あり
C	J 生活自立	1 認知症なし	・医療処置なし	常時あり	

も訪問看護では行っていませんでした。そこで ADL だけで判断するのではなく、独居や医療管理度が高い利用者は最優先とし、同居家族や身近に介護力のある人がいる利用者は電話訪問とするなど、先ほどの基準に従い利用者一覧表を作成し、毎月、訪問看護の報告書作成時に見直すようにしました。

　当グループ内には「震度5以上で出勤」というルールがありますが、道路や橋が寸断されていた場合の通勤経路や徒歩で来た場合の時間把握なども行い、災害時を想定した体制を構築しました。また起こり得る被害を想定し、緊急連絡網の活用や災害が発生したときの重要業務を「しなくてはならない業務」と「緊急時はしなくてもよい業務」に振り分けるなど、一つひとつの項目をスタッフ皆で学習しながら並行して作成するようにしました。こうしてできた BCP はすでにスタッフの頭の中にしっかり入っており、有事のときに迅速に行動を起こせるものとなっています。参考までに当グループの BCP 発動基準を**表3**に示します。

≫ 病院における BCP 策定のポイント

　病院の場合も BCP 策定の流れは同様です（**表4**）[6]。まず災害時に備えて、体制

表3 当グループの BCP 発動基準

当該地域に災害が発生し、被災状況や社会的混乱などを総合的に勘案し、管理者が必要と判断した場合、管理者の指示により BCP を発動し、対策本部を設置する。 BCP 発動の災害基準 【地震】 大阪および京都の当該地域において、震度 5 以上の地震が発生したとき 【風水害】 記録的短時間大雨情報、土砂災害警戒情報が発表されたとき 台風により暴風・洪水警報が発表されたとき 【火災】 本部またはサテライトの建物に火災が発生したとき 【感染症】 新型コロナに職員が罹患したとき

表4 BCP 策定の流れ

1）病院・施設・事業所内の関係者との情報共有と役割分担 2）判断ができる体制の構築 3）感染・災害発生時に起こり得る被害を想定した対応 4）ヒト・モノの確保 5）業務の優先順位の整理 6）計画が実行できるよう普段から周知、研修および訓練の実施

（文献 6 を一部改変）

を整えるところから始めます。病院・施設・事業所内の関係者と情報共有および役割分担を行います。そして責任者は病院長などの権限をもつ人物がなり、メンバーは偏りが生じないよう各部門から選定します。そうすることで実際の有事においても、すべての部門が協力して対応することが可能になります。

　感染・災害発生時には、指揮系統の混乱や人員の不足、停電や断水などが起こることが想定されます。当グループでは年 2 回、災害訓練を実施しています。たとえば本部機能がある施設の 1 階に災害対策本部を設置して、院長が主体となり指揮系統を明確化し、人員、設備、資材、搬送手段、ライフラインなどについて現状の体制や対策で対応できるようにしています。しかしそれだけでは継続計画にはなりません。新型コロナのように長期化しても耐え得る計画を立てておくことが必要です。そして日ごろから、それらを意識した管理を行っておくことが望まれます。

　ヒト・モノの確保としては、現状の人員やその勤務時間を把握しておくこと、有事のときにどの程度の動員が可能そうか、自家発電や貯水槽などの設備の状態や数、耐震化の有無、災害時に対応可能な患者数も想定し、業務の優先順位の整理をしておく

ことが大事です。

　前述しましたが、BCP は策定したら終わりではなく、これをもとに今度は周知を図り、学習し、継続していくための PDCA を回し続けなくてはなりません。「標準化と管理の定着」のために、定期的に学習と訓練、BCP の見直しに対する 5W1H を決めておくことが望ましいでしょう。

　訪問看護ステーションの BCP を作成したときに、当グループ内の総務担当者が「これが本来のあるべき姿ですよね」と言いました。事務任せにするのではなく、多職種が意見を出し合ってチームとして作成することが本来の BCP 策定であり、そうすることでスタッフ全員が実際に活用することが可能になります。

　すでに BCP を策定している医療施設においては、実際にそれらを使った研修会の実施や看護単位ごとの行動をまとめたアクションカードの作成なども、効果的な学習・訓練方法になるのではないかと考えます。

引用・参考文献

1) 内閣府防災担当. 事業継続ガイドライン：あらゆる危機的事象を乗り越えるための戦略と対応. 2023年3月. 3. https://www.bousai.go.jp/kyoiku/kigyou/pdf/guideline202303.pdf（2023年4月閲覧）
2) 訪問看護 BCP 研究会. リソース中心に考える！つくれる！使える！訪問看護事業所の BCP（事業継続計画）. 東京, 日本看護協会出版会, 2022, 9.
3) 厚生労働省. 介護施設・事業所における業務継続計画（BCP）作成支援に関する研修. https://www.mhlw.go.jp/stf/seisakunitsuite/bunya/hukushi_kaigo/kaigo_koureisha/douga_00002.html（2023年4月閲覧）
4) 東京都福祉保健局. 医療機関における事業継続計画（BCP）の策定について. https://www.fukushihoken.metro.tokyo.lg.jp/iryo/kyuukyuu/saigai/zigyoukeizokukeikaku.html（2023年4月閲覧）
5) 前掲書 1. 9.
6) 内閣府防災担当. 事業継続ガイドライン：あらゆる危機的事象を乗り越えるための戦略と対応. 2021年4月. https://www.bousai.go.jp/kyoiku/kigyou/pdf/guideline202104.pdf（2023年4月閲覧）
7) 厚生労働省. 医療施設の災害対応のための事業継続計画（BCP）. https://www.mhlw.go.jp/stf/seisakunitsuite/bunya/kenkou_iryou/kenkou/kekkaku-kansenshou/infulenza/kenkyu_00001.html（2023年4月閲覧）
8) 内閣府. 防災情報のページ. 知る・計画する. https://www.bousai.go.jp/kyoiku/kigyou/keizoku/sk_04.html（2023年4月閲覧）

看護補助者との協働

有限会社ビジネスブレーン 代表取締役
永井 則子

> ### POINT
> ▶ 看護補助者の役割と機能は時代とともに変化し、現在は医療チームの一員と位置づけられている。
> ▶ 看護補助者が活躍するためには、みなし看護補助者の削減、運営ルールの整備、圧倒的当事者意識の育成とそのための学習型組織づくりなどが求められる。

社会環境の変化に伴い、看護補助者の役割と機能は柔軟に変わってきました。本稿ではその変遷を確認するとともに、未来の看護補助者の役割と看護職との協働を展望します。

看護補助者の配置と役割の変遷（図1）

第二次世界大戦後間もない頃まで、日本においては入院患者の身の回りの世話は患者の家族、もしくは患者自身が雇った付添人が行っていました。入院患者の家族の負担は計り知れないほど大きいものであっただろうと推測します。

1950年には「付き添いに頼らない看護」を目的に「完全看護制度」が新設されます。「看護は看護婦の手で」というスローガンまで掲げられました。

1）看護助手の誕生～家族の代わりとして

「配置基準などが明確でない」「看護師は医療目的で患者の身の回りの世話をするのであって、家族の代わりではない」などといったことから、1958年に完全看護制度は「基準看護制度」となります。その際、新たに看護要員として看護助手が加わりま

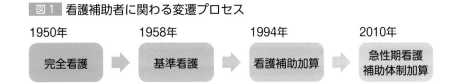

図1 看護補助者に関わる変遷プロセス

1950年	1958年	1994年	2010年
完全看護	基準看護	看護補助加算	急性期看護補助体制加算

表1 総人口に占める65歳以上の割合の推移

1950年	4.9%
1970年	7.1%
1995年	14.6%
2021年	28.9%

（文献1をもとに筆者作成）

した。その役割は「療養生活環境の整備」とされ、「直接看護は看護師と准看護師によって行われること」とされました。この業務分担は平成まで続くこととなります。

》 2) 看護助手から看護補助者へ

①看護師の補助者として位置づけられる

わが国の総人口に占める65歳以上の割合は表1の推移をたどっており[1]、高齢患者の割合が目立つようになると介護的ケアが増えてきました。1992年に日本看護協会は「施設における看護の役割検討プロジェクト報告」の中で、看護補助者の役割を「看護婦の指示のもとに看護業務を補助するもの」とし、その業務を以下の3項目にまとめました。

1992年に日本看護協会が示した看護補助者の業務
Ⅰ．生活環境に関わる業務
Ⅱ．日常生活に関わる業務
Ⅲ．診療に関わる周辺業務

同時にこの年、第二次医療法改正で「特定機能病院、老人病院、療養型病床群」が設置され、新たな看護職員の配置基準が設定されます。看護助手が看護師の補助者として歩み出します。

②看護補助加算の新設～教育の必要性が高まる

1994年には、すべての保険医療機関で付き添いに頼らない看護を提供することを前提とした「新看護体系」および「看護補助体系」が設定されます。そして老人病院などの生活援助のニーズが高い医療機関や病棟で、「看護補助加算」として評価されたのです。このことから老人病院や療養型病床群の看護補助者に対して、介護のプロとして「質・量両面での充実」が重要課題となり、教育の必要性が高まります。

》 3) 看護師の補助者から医療チームの一員へ

高齢化が進む近年においては、在宅で介護サービスを受けていた高齢者が、急性期

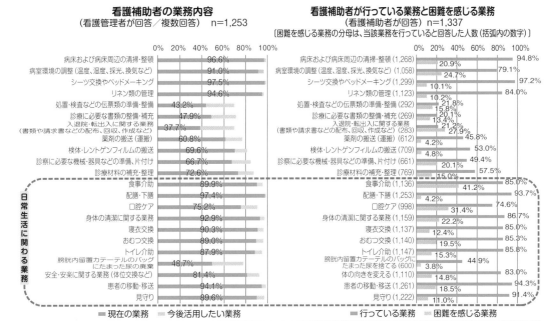

図2 看護補助者の業務内容と看護補助者が困難を感じる業務

看護補助者活用の業務内容

・看護補助者が実施している業務のうち、日常生活に関わる業務の実施割合は7〜9割程度であった。
・看護補助者が困難を感じると回答した業務は、「食事介助」が最も割合が高く、次いで「口腔ケア」が高い。

看護補助者の業務内容
（看護管理者が回答／複数回答）　n=1,253

業務内容	割合
病床および病床周辺の清掃・整頓	96.6%
病室環境の調整（温度、湿度、採光、換気など）	91.0%
シーツ交換やベッドメーキング	97.5%
リネン類の管理	94.6%
処置・検査などの伝票類の準備・整備	43.2%
診療に必要な書類の整備・補充	47.9%
入退院・転出入に関する業務（書類や請求書などの配布、回収、作成など）	37.7%
薬剤の搬送（連搬）	60.8%
検体・レントゲンフィルムの搬送	69.6%
診療に必要な機器・器具などの準備、片付け	66.7%
診療材料の補充・整理	72.6%
食事介助	89.9%
配膳・下膳	97.4%
口腔ケア	75.2%
身体の清潔に関する業務	92.9%
寝衣交換	90.3%
おむつ交換	89.0%
トイレ介助	87.9%
膀胱内留置カテーテルのバッグにたまった尿の廃棄	48.7%
安全・安楽に関する業務（体位交換など）	81.4%
患者の移動・移送	94.1%
見守り	89.6%

■ 現在の業務　今後活用したい業務

看護補助者が行っている業務と困難を感じる業務
（看護補助者が回答）　n=1,337
〔困難を感じる業務の分母は、当該業務を行っていると回答した人数（括弧内の数字）〕

業務内容	行っている業務	困難を感じる業務
病床および病床周辺の清掃・整頓（1,268）	94.8%	20.9%
病室環境の調整（温度、湿度、採光、換気など）（1,058）	79.1%	24.7%
シーツ交換やベッドメーキング（1,299）	97.2%	10.1%
リネン類の管理（1,123）	84.0%	10.2%
処置・検査などの伝票類の準備・整備（292）	21.8%	15.8%
診療に必要な書類の整備・補充（269）	20.1%	13.4%
入退院・転出入に関する業務（書類や請求書などの配布、回収、作成など）（283）	21.2%	27.9%
薬剤の搬送（連搬）（612）	45.8%	4.2%
検体・レントゲンフィルムの搬送（709）	53.0%	4.8%
診療に必要な機器・器具などの準備、片付け（661）	49.4%	20.1%
診療材料の補充・整理（769）	57.5%	15.0%
食事介助（1,136）	85.0%	41.2%
配膳・下膳（1,253）	93.7%	4.2%
口腔ケア（998）	74.6%	31.4%
身体の清潔に関する業務（1,159）	86.7%	22.2%
寝衣交換（1,137）	85.0%	12.4%
おむつ交換（1,140）	85.3%	19.5%
トイレ介助（1,147）	85.8%	15.3%
膀胱内留置カテーテルのバッグにたまった尿を捨てる（600）	44.9%	3.8%
体の向きを変える（1,110）	83.0%	14.8%
患者の移動・移送（1,261）	94.3%	18.5%
見守り（1,222）	91.4%	11.0%

■ 行っている業務　困難を感じる業務

<研究概要>【対象】病院（8,331）に依頼し、看護管理者1名、看護補助者1名ずつ回答【回収数】看護管理者調査1,266（有効回収率15.2%）、看護補助者調査1,337（有効回収率16.0%）
【出典】令和元年度厚生労働科学特別研究「看護師と看護補助者の協働の推進に向けた実態調査研究」（研究代表者　坂本すが）保険局医療課にて作成（看護管理者調査、看護補助者調査）

（文献2より引用）

医療を必要として入院する割合が増えています。2030年には高齢化率が30%を超えることが予測されており、2010年に「急性期看護補助体制加算」が設定され、看護補助者は看護師の補助者から「医療チームの一員」として「患者の療養生活上の世話」を担う立場へと、その位置づけは大きく飛躍しました。しかし本当にチームの一員であるなら、「患者の入院の目的」や「患者の退院のゴール」を看護職と共有しているはずです。実情を振り返ると「看護師の補助者の人数が増えた」程度の認識が大勢だったかもしれません。看護補助者の呼称を「介護職」と変更していれば、目的はより明確になったのではないかと考えます。

看護補助者が活躍するのための課題と未来に向けた取り組み

図2[2]より、2019年には70%の施設において「看護補助者への日常業務のタスクシフトが完了した」と判断できます。その一方で看護補助者からは、「車椅子搬送の指示を出されるが、良肢位を保つための具体的な指導がなくて困る」などの困惑の声が

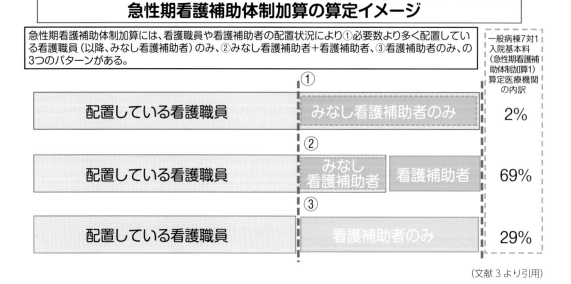

図3 2011年時点での「みなし看護補助者」の割合（急性期看護補助体制加算の配置状況より）

急性期看護補助体制加算の算定イメージ

急性期看護補助体制加算には、看護職員や看護補助者の配置状況により①必要数より多く配置している看護職員（以降、みなし看護補助者）のみ、②みなし看護補助者＋看護補助者、③看護補助者のみ、の3つのパターンがある。

一般病棟7対1入院基本料（急性期看護補助体制加算1）算定医療機関の内訳

①
配置している看護職員 ／ みなし看護補助者のみ ── **2%**

②
配置している看護職員 ／ みなし看護補助者 ／ 看護補助者 ── **69%**

③
配置している看護職員 ／ 看護補助者のみ ── **29%**

（文献3より引用）

目立ち始めました。そこで看護補助者がチームの一員として活躍できる体制強化に向けて、2022年に「看護補助体制充実加算」が新設されることになったと推測します。

≫ 1）みなし看護補助者からの脱却

　「自部署の状況から鑑みて、看護補助者への日常業務のタスクシフト完了の施設割合は信じがたい」との声も聞きます。そのような施設では看護補助者の配置基準が低いか、「みなし看護補助者」の割合が高いことが考えられます。みなし看護補助者とは、施設基準を超えて配置している看護職員を、看護補助者とみなして配置することです。

　この制度の意義は、看護体制、看護補助体制の移行期に戦略的に活用することにあります。たとえば看護体制を7対1から10対1へ移行する際に、余剰となった看護師を看護補助者としてみなすことでリストラを回避できます。また、看護補助者の配置を増やす際に、みなし看護補助者が看護補助者への技術指導を進めながら、徐々にみなし看護補助者の割合を減らすというように、戦略的にムリのないタスクシフトを実現することもできます。

　図3[3]を見るとわかりますが、「急性期看護補助体制加算」が設定された翌年の2011年はまだみなし看護補助者の割合が高く、本来の目的である看護補助者へのタスクシフトは進みませんでした。10年余りを経た現在もタスクシフトが進んでいない施設では、やはりみなし看護補助者の割合が多い傾向があります。まずは自部署の看護補助者体制とそれに対する定員について、確認することが重要です。

表2 指示書の様式と指示者の例

指示書の様式	指示者
・タイムスケジュール	リーダー看護師
・看護計画	計画立案看護師
・介護福祉士立案の介助計画	承認した看護師
・クリティカルパス	受け持ち看護師
・業務依頼表	指示を出した看護師

≫ 2) 運営ルールの整備〜看護補助者への指示書と実施記録

　タスクシフトを行うに際しては、「指示書」と「実施記録」の運営ルールの整備が急務です。これまで看護補助者への指示はほとんどが口頭で、実施した看護補助者の記録もない状態でした。

　ある施設で「拘縮の強い患者のオムツ交換時に骨折が起きた」といった事故がありました。このときの看護師のアセスメントによる指示はどのようなものだったのか、実施者はどのような状況で実施したのかなどの記録がなかったために、患者・家族への説明も再発防止策の検討もできないという問題が起きました。

　指示書に関しては2019年のガイドライン[4]から掲載されており、表2にあるさまざまな様式を組み合わせて活用します。ここではガイドラインには未記載の「介護福祉士立案の介助計画」を指示書としたケースについて触れます。

　看護職は食事介助、入浴介助、口腔ケアなどについて実施計画書を作成していないことが多いかと思います。食事介助に言語聴覚士のアセスメントが入る場合には介助計画が提示されることから、看護補助者は介助をとても進めやすいと言います。また、目標が明確に示されることから「口の中に溜め込んで食事が進まない」など、現状にギャップが生じた際にちゅうちょなく報告できると聞きます。

　そこで食事介助、口腔ケア、オムツ交換、トランスなど看護補助者が困難を感じているケアに絞って、介護福祉士の国家資格をもつ看護補助者が介助計画を立案し、看護師が承認するという取り組みを行っている施設が増えています。具体的には次のような展開となります。

> 1) 介助計画立案を行う介護福祉士の資格をもつ看護補助者が、看護師のアセスメントに同行する
> 2) 看護師がアセスメントにより「看護補助者が実施可能」と判断し、介助計画立案の指示を出す

3) 介護福祉士の資格をもつ看護補助者は介助計画を立案して電子カルテに記入し、看護師に報告する

4) 報告を受けた看護師は介助計画を評価し、指示書として承認した旨の署名をする

5) 介助計画に基づき実施した看護補助者は、実施記録を記入する

6) 看護師は実施記録を確認し、次の指示につなげる

　なお、多職種連携において情報の一元化は必須事項です。したがって、看護補助者への連絡帳などの設置は避けるべきと考えます。

≫ 3）学習型組織づくりと圧倒的当事者意識の涵養

　株式会社リクルートが提唱した「圧倒的当事者意識」の育成は、今やすべての組織の合言葉になりつつあります。その背景には「静かな退職」の存在が目立つようになったことがあげられます。静かな退職とは「何らかの理由で仕事に対する熱意を失い、必要最低限の作業のみをこなして何とか1日をやり過ごそうとする従業員の働き方」とされています。

　従来、看護補助者にはこのような従業員の割合が少なくなかったように思います。しかしその背景を観察すると、当事者の問題だけではないことを強く感じます。たとえば毎食行っていたお茶のサービスを、「熱いお茶による火傷を予防するために、各自でペットボトルを購入していただく」方針に変更し、サービスを止めた病院がありました。しかし患者の「熱いお茶を飲みたい」という訴えに看護補助者は「どうにか応えたい」とペットボトルのお茶を湯呑みに移し、電子レンジで温めて提供しました。患者はたいへん喜ばれたそうですが、看護管理者から「スタンドプレーをしないで。火傷でもさせたらどうするの」と頭ごなしに叱責を受けてしまったと言います。患者やチームのために努力しても、一方的に叱られるかも・罰を受けるかもといった不安を抱くような職場では、患者のために必要な行動はとらなくなるでしょう。

　現代は「多様なニーズを受け止めて応えられるサービスの提供」が、いずれの職場でも要求されている時代です。このような小さな問題から互いが学び合う学習型組織があってはじめて、圧倒的当事者意識が育つと考えます。学習型組織には「心理的安全性」（詳しくは「心理的安全性」の項を参照）と「目標達成への責任意欲」が必要

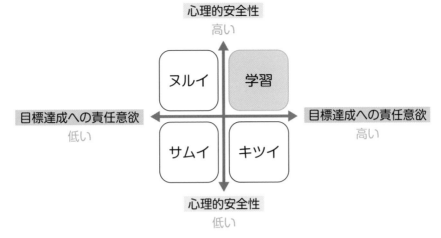

図4 学習型組織における「心理的安全性」と「目標達成への責任意欲」の関係

です（図4）。そこで学習型組織づくりに向けて管理者に求められる具体的行動の代表例は、次のようなことだといえます。

・日ごろからあいさつを交わす
・適切な行動をとれるよう「一緒に考えよう」と声かけをする
・組織・チームとして「取り組みの意義」を明確にしている
・目標未達成でも望ましい行動や努力をしているときは「承認」「感謝」を伝える
・強みを活かせるよう配慮する

≫ 4）組織構造の変革により看護補助者の意識転換を図る

　昨今、看護部の中で「看護科」と「看護補助科（あるいは介護科）」に分化するケースが少しずつ増えています。その背景には、看護補助者の名称からくる「看護師の補助者意識」から「患者の介助者意識」へと転換を図ること、さらに急性期看護補助体制加算の対象として、歯科衛生士や保育士などの専門職やナースクラークとしての機能を強化する意図などがあります。組織構造をこのように変えることにより、次の3点が飛躍的に成長します。
①各科が生み出すサービス価値が明確に打ち出され、目標化される
②多職種協働のための課題が科長レベルで共有され、問題解決が進展する
③それぞれの職種の意見がフラットに交換される
　この組織構造では、各科に実地指導者・リーダー・教育担当者が配置され、それぞれが会議はもちろんのこと、研修にも参加します。

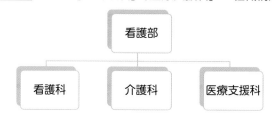

図5 「看護科」「介護科」「医療支援科」の組織構造

```
        看護部
   ┌──────┼──────┐
 看護科   介護科   医療支援科
```

　訪問診療やデイケアなどの施設が併設される法人では、看護部と介護・医療支援部として、「看護科」「介護科」「医療支援科」の 3 科に分けているところもあります（図 5）。近い将来にはこのような組織構造が一般的になるのではないかと考えます。

引用・参考文献

1) 内閣府. 令和 4 年版高齢社会白書（全体版）（PDF 版）. 4. https://www8.cao.go.jp/kourei/whitepaper/w-2022/zenbun/04pdf_index.html（2023 年 4 月閲覧）
2) 厚生労働省. 中央社会保険医療協議会 総会（第 503 回）議事次第. 総-4-3. 2021 年 12 月 8 日. 89. https://www.mhlw.go.jp/content/12404000/000863565.pdf（2023 年 4 月閲覧）
3) 厚生労働省. 中央社会保険医療協議会総会（第 211 回）議事次第. 医療提供体制について（その 4）. 2011 年 12 月 7 日. 30. https://www.mhlw.go.jp/stf/shingi/2r9852000001wydo-att/2r9852000001wyhs.pdf（2023 年 4 月閲覧）
4) 公益社団法人日本看護協会. 看護チームにおける看護師・准看護師及び看護補助者の業務のあり方に関するガイドライン及び活用ガイド. 2019 年 2 月. 71p.

INDEX

●読者のみなさまへ●

このたびは、本増刊をご購読いただき、誠にありがとうございました。ナーシングビジネス編集室では、今後も皆さまのお役に立つ増刊の刊行を目指してまいります。つきましては、本書に関するご感想・ご提案などがございましたら当編集室（nbusiness@medica.co.jp）までお寄せくださいますよう、お願い申し上げます。

Nursing BUSiNESS チームケア時代を拓く 看護マネジメント力UPマガジン 2023年夏季増刊（通巻239号）

「できる」看護管理者になる！マネジメント力向上キーワード27

心理的安全性、タスクシフト・シェア、病床稼働率、目標管理…根拠を押さえて実践できる！

2023年 7 月10日発行　第 1 版第 1 刷
2023年10月20日発行　第 1 版第 2 刷

定価（本体 2,800 円＋税）

ISBN978-4-8404-8084-0
乱丁・落丁がありましたらお取り替えいたします。
無断転載を禁ず。

Printed and bound in Japan

編著　髙須 久美子
発行人　長谷川 翔
編集担当　永坂朋子／稲垣賀恵／野口晴美／栗本安津子
編集協力　松岡亜希／佐藤可奈子
DTP　日経印刷株式会社
本文・表紙デザイン　株式会社イオック
本文イラスト　法師人 央美

発行所　株式会社メディカ出版
　〒 532-8588 大阪市淀川区宮原 3-4-30
　ニッセイ新大阪ビル 16F
　編集　TEL 03-5777-2288
　お客様センター　TEL 0120-276-115
広告窓口／総広告代理店　株式会社メディカ・アド
　TEL 03-5776-1853

URL https://www.medica.co.jp
E-mail nbusiness@medica.co.jp
印刷製本　日経印刷株式会社